ハンセン病療養所を生きる

隔離壁を砦に

Masayo Arizono
有薗真代

世界思想社

目次

序章　受難の物語を越えて——集団という問い

1　はじめに

全国各地の国立ハンセン病療養所を訪ね、そのうちのいくつかの療養所と退所者の自宅に定期的に通うようになってから、一〇年以上の時が経つ。療養所の入所者や退所者と一緒に、お茶を飲みながら話をしたり、食事をしたり、電話をしたりしているとき、かれらはふと、このような言葉を口にすることがある。「こんなことがあったっていうのはね、知らなかったでしょ」「若い人たちには、知っておいてもらいたいの」。これらの言葉が発せられたとき、私は少し緊張して、語り手の声に耳を澄ませるべく姿勢を整える。子どもを産むことや次世代をもつことが許されず、かつ、外部社会とのつながりを絶たれてきた日本のハンセン病者〈1〉にとって、みずからの経験を伝える営みは、ひときわ特別な意味をもっているように思われるからだ。

ハンセン病療養所における入所者自身の体験は、近年まで療養所外の一般社会に知られることは少なかった。しかし、そこでの経験を伝えようとする意志はとだえることがなかった。そのことは、入所者が療養所内で発行していた文芸誌や機関紙を手にとればすぐに、静かな気迫とともに伝わってくる。ハンセン病療養所の片隅に重ねられた、かつて入所者自身の手によってつくられた数々の冊子の頁をめくると、そこにはさまざまな思いと経験を語る言葉が、祈るように並んでいる。そのひとつひとつの言葉には、みずからの経験を、ここではないどこかへ――療養所を取り囲む厚い隔離壁の向こう側の世界へ、あるいは未来の人々へ向けて――送り届けようとする意志が託されている。〈2〉

この一〇年のあいだに、ハンセン病経験の語りを受け止める私の立ち位置は少しずつ変化した。私は当初は、ハンセン病回復者の社会復帰を支援する活動のために、各地の国立ハンセン病療養所に通っていた。しかし、しだいに「支援者」というみずからの立場に漠然とした疑問を感じるようになり、ただひとりの生身の人間として、相手と向き合いたいと思うようになった。支援の活動とは別のかたちで、ひとりであるいは友人や後輩を連れて、療養所を訪ねるようになった。親しくなった入所者に「遊びに行ってもいいですか？」と電話をかけ、療養所内の面会人宿泊所に連泊しながら、毎日のように入所者の住む部屋に通った。退所者の自宅に泊まることもあった。高齢の退所者の自宅に泊まるときは、頼まれた力仕事や家事や雑用をすることもあった。だが基本的に私は、これといった目的をもたずに、かれらと一緒に食事を作ったり食べたり、散歩をしたり、お茶を飲んだり、あるいはただぼんやりと無為の時間をともに過ごすだけだった。療養所に行くときも、退所者の自宅に行くときも、私には聞き取り調査をする構えはなく、録音機械もノートも持っていなかった。

しかし当然のことではあるが、入所者や退所者と交わす何気ない会話のなかにも、それぞれのハンセン病経験が細部に織り込まれている。ハンセン病を患った経験をもつかれらと、その経験をもたない私たちのあいだには、どんなにつきあいを深めても埋めようのない溝がある。その感触に気づくと、ハンセン病問題にかかわるみずからの立場を明確にしない限り、入所者との関係を少しでも深めようとする私の側の働きかけは、欺瞞に陥ってしまうように思えてきた。ためらう気持ちもあったが、おそるおそる録音機械とノートを携えて入所者や退所者のお宅を訪ねるようになった。ただ一緒に時間を過ごすだけの存在だった私が、唐突に調査者として相対してきたことは、すでに親しくなっていた入所者の人たちを少し戸惑わせたようだった。それでも、多くの人がその変化を受け入れてくださり、不慣れでぎこちない私の「調査」につきあってくれた。「今日はケンキュウをやるのね」「何だかガクシャさんみてえだな」とからかわれ、苦笑しつつ、録音機械のボタンを押すこともたびたびあった。

このように聞き手としての立場は変転したものの、入所者の語りを聞き取るさいの私の関心はしばらく変わることがなかった。「支援者として」であれ「研究者として」であれ、あるいは語り手からみて「ハンセン病に関心のある風変わりな子」に過ぎないとしても、個々の入所者の経験を糸口として、らい予防法に起因する人権侵害の実態を知り、病者を取り巻く差別構造をときほぐしていくことが必要だと考えていた。この考えは、いまでも基本的に変わっていない。

しかし、こうした私の気負いはときに、「ハンセン病ゆえに差別された経験」や「療養所での苦しい体験」が語られるのを待ち構える態度にもつながってしまっていたように思う。あるとき、入所者Sさんが私の目を見据えて言った。

「苦しかったことやつらかったことはいくらでもあったけど、『こんなにつらい思いをしました』ってことばっか話してたら、俺たち生きてきた意味なくなるじゃない。そのなかで何をしてきたかってことを、ありのまま伝えることが、俺の役目だと思ってる。」

普段は冗談ばかり言っているSさんが、真面目な顔をして私の目を見据えていた。重要なことを伝えようとしていることだけは、その場で瞬時に理解できた。しかし、その言葉の意味する内容がわからなかった。しばらくの沈黙の後、Sさんと私は再び冗談交じりの会話へと戻った。日が暮れるまでSさんの家で過ごした後、いつものように私は療養所敷地内の面会人宿泊所まで歩いて帰った。療養所の夜に特有の、寂寞とした暗闇のなかでひとり布団にくるまって、あれこれと考えてみたがわからない。本来はSさんに固有のものである人生が、私との会話の場面で「ハンセン病者」というカテゴリーのなかに回収されていくことに違和感があるのだろうか。でもSさんは、「ハンセン病者」というカテゴリーをあえて引き受け、そのことによってみずからの経験を、私と私の友人たちに語って聞かせてくれてきた。Sさんは私に、何を伝えようとしているのだろうか。

よく知られているように、近年、日本のハンセン病を取り巻く状況は大きく変化した。一九九六年に「らい予防法」が廃止となり、一九九八年には鹿児島星塚敬愛園などの入所者および退所者一三名が、隔離政策に対する国家の謝罪と賠償を求める訴訟を熊本地方裁判所に提起した（らい予防法人権侵害謝罪・国家賠償請求訴訟原告団 1999）。そして二〇〇一年五月一一日、熊本地裁にて「らい予防法」を違憲とする画期的な判決が下された。この「らい予防法違憲国家賠償請求訴訟」の判決は、原告の主張を、らい予防法などの一連の政策による被害としてほぼ全面的に認めたものだった〈3〉。

この状況の変化は、原告となった人々の多大な自己犠牲の上に成立していた。法廷で必要とされる「訴え」や「証言」という形式に合わせてみずからの経験を語ることは、ときに、自分たちにしかわからない苦しみや形容しがたい感情を置き去りにするという非常に特殊な、さらなる苦しみを産み出すことがある。原告になることを賠償金目的の行為と誤解され、誹謗中傷を受けることもある。それでもあえてかれらは、自分たちの経験を隔離政策の「被害」として表現することを選択した。こうした身を切るような犠牲を払ったうえではじめて、語りがひとつの物語へと集約され、これを司法の場へともちこむことが可能となった。この訴訟が社会的な関心を集めるなかで、原告となった人々は、法廷やカメラの前で求めに応じながらみずからの経験を証言として語り、その語りはさまざまな場所で参照されていった。こうしてハンセン病者の苦難に満ちた生は、あるまとまりをもったひとつの物語として一般社会の人々の前に提示され、政府側の控訴断念を求める広汎な世論の支持を生んだ。

このように、ハンセン病者が隔離政策の「被害者」として位置づけられたことは、きわめて重要な社会的意義をもっていた。だからこそ、聞き取り調査を始めた頃の私自身もまた、ハンセン病者の経験を「加害／被害」あるいは「差別／被差別」の構図のなかに位置づけて理解しようとしていた。かれらの受難と孤独に寄り添いたいと思うがゆえに、そして支援者という当時のみずからの立場ゆえに、この構図はよりいっそう動かしがたいものとして私のなかにあった。しかし、この構図へのとらわれはときに、多様な情動と記憶が想起されるはずの会話の場を、かなり不自由なものにしてしまう。それだけでなく、被差別や受苦の経験とは位相を異にする出来事の連なりを、みえなくしてしまう。Sさんはこのことを、私に伝えようとしていたのではないだろうか。彼は、あえて「つらかったことや苦しかったこと」を語らないことによって、この不自由さに風穴をあけ、「加害／被害」や「差別／被差別」という二項対立的な枠組からはみえてこない領野へと私を導いてくれたように思う。それからも長い時間がかかってしまったが、各地の療養所を訪ね、資料をたどったり、ひとりひとりの経験を丁寧に聞いたりしていくうちに、かつてかれらが共有していた生活の呼吸のようなものが、ようやく私のなかに入ってくるようになった。

もちろん、ハンセン病者とその家族が絶対的な剥奪状況に置かれてきたことは忘却するべきではない。しかし、先述の裁判とそれに続く「ハンセン病問題に関する検証会議〈4〉」によって、隔離政策の過誤と当事者の受苦の経験が明らかになったいま、「ハンセン病者」というカテゴリーに基づくものとは別の理解と記述も、なされてよいのではないだろうか。程度と質は圧倒的に異なるが、日々の生活のなかで痛みや苦しみを抱えつつも、状況を少しでもましなものにするため、あるいは世界を変えるために、そっと誰かを助けたり、ささやかなよろこびを求めたり、行動したり諦めたり、他者との敵対と和解を繰り返したりする点において、かれらと私たちは地続きの地点に立っている。

ハンセン病療養所では、極限状況のなかを生き延びていくために、そして、みずからの生きる世界を少しでもよりよいものに変えていくために、入所者自身の手によってさまざまな試みが行われていた。こうした試みはしばしば、個人に閉ざされたものとしてではなく、他者へと開かれた営みとして立ち現れていた。本書では、これらの営みの諸相に光を当てるために、入所者たちの集団的な実践に着目してみたい。こうした実践に着目することはすなわち、ハンセン病を生きてきた人々の連帯の記憶をたどりなおすことへとつながるだろう。その意味で本書は、集団的な営みの痕跡をたどっていくことによって、療養所という空間にどのような連帯の記憶が埋め込まれているかを社会学的にたしかめていく作業といえる。

隔離政策下における日本のハンセン病療養所では、そこでの苛酷な生活状況を少しでも改善していくために、さまざまな活動が営まれていた。とくに第二次世界大戦後は、当事者運動や患者自治会などの政治的活動が高揚するとともに、サークル活動や同好会などの文化的活動や、相互扶助的な集まりなど、大小さまざまな集団が活発な活動を展開していた。本書では、運動団体を主体とする組織的な活動から、日々の暮らしのなかに埋め込まれた非定型的な生活実践まで、さまざまな位相で営まれてきた集団的実践を広く対象とする。それによって、凄惨な生活状況のなかで脈々と続けられてきた実践群の厚みと重層性を視界のなかにとらえたい。

ハンセン病療養所に隔離された人々は、みずからに強いられたきわめて厳しい生存条件のなかから、いかにして多種多様な集団的実践を編みだし、肯定的で解放的な諸条件をつくりあげていったのか。本書では、かれらがみずからの置かれた歴史的・社会的条件とわたりあいながら、自己と他者の生を豊饒化していくプロセスを跡づけてみたい。

2　ハンセン病をめぐる歴史／社会研究の現況

本節では、近代以降の日本のハンセン病者をめぐる歴史的・社会的状況をふりかえり、ハンセン病をめぐる人文社会科学系の先行研究をふまえて、本書の課題と視座を示しておきたい。

ハンセン病は、結核菌と同じ抗酸菌の一種であるらい菌（Mycobacterium leprae）による慢性感染

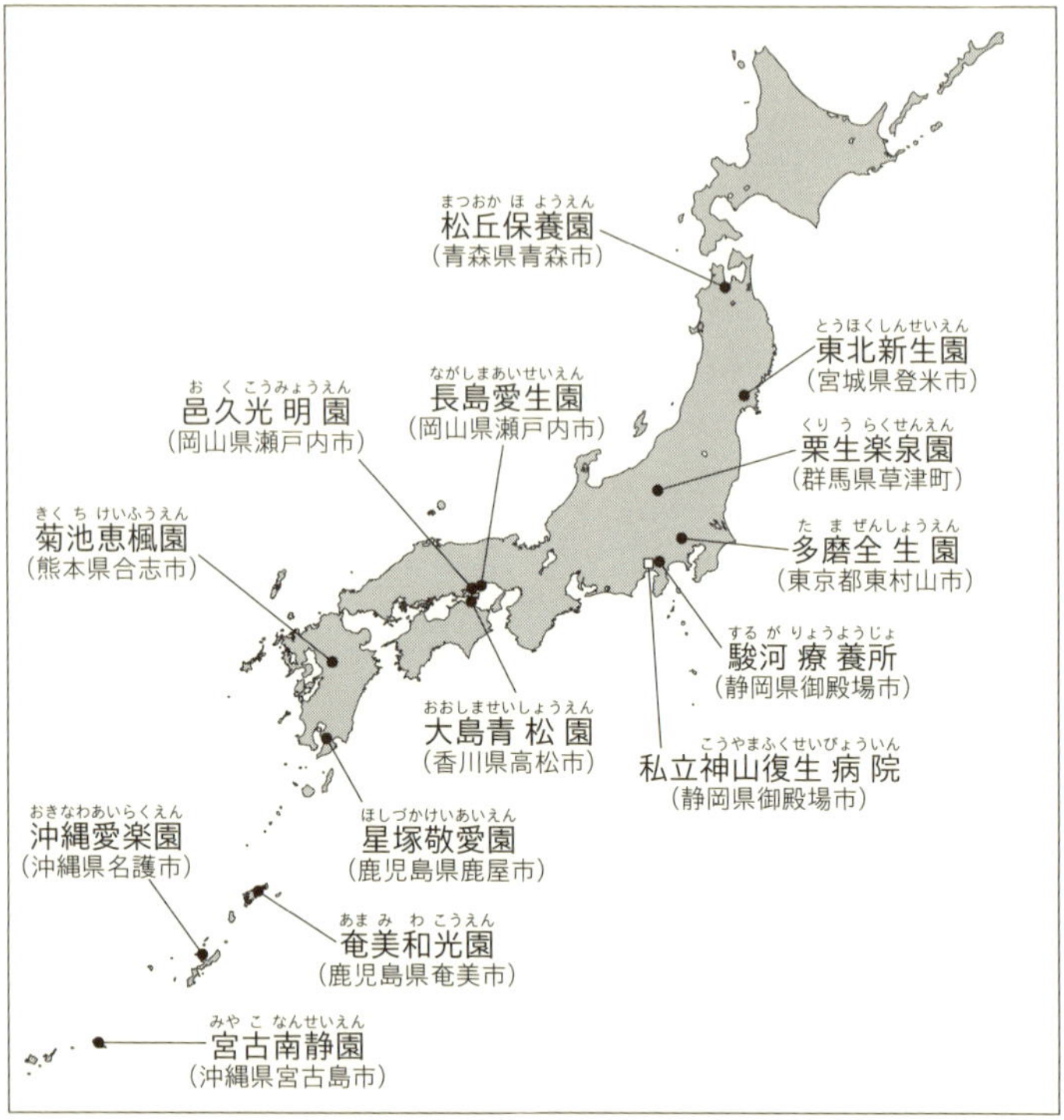

松丘保養園《まつおかほようえん》
（青森県青森市）
東北新生園《とうほくしんせいえん》
（宮城県登米市）
邑久光明園《おくこうみょうえん》
（岡山県瀬戸内市）
長島愛生園《ながしまあいせいえん》
（岡山県瀬戸内市）
栗生楽泉園《くりうらくせんえん》
（群馬県草津町）
菊池恵楓園《きくちけいふうえん》
（熊本県合志市）
多磨全生園《たまぜんしょうえん》
（東京都東村山市）
駿河療養所《するがりょうようじょ》
（静岡県御殿場市）
大島青松園《おおしませいしょうえん》
（香川県高松市）
私立神山復生病院《こうやまふくせいびょういん》
（静岡県御殿場市）
沖縄愛楽園《おきなわあいらくえん》
（沖縄県名護市）
星塚敬愛園《ほしづかけいあいえん》
（鹿児島県鹿屋市）
奄美和光園《あまみわこうえん》
（鹿児島県奄美市）
宮古南静園《みやこなんせいえん》
（沖縄県宮古島市）

●国立13ヵ所　□私立１ヵ所

ハンセン病療養所所在地図

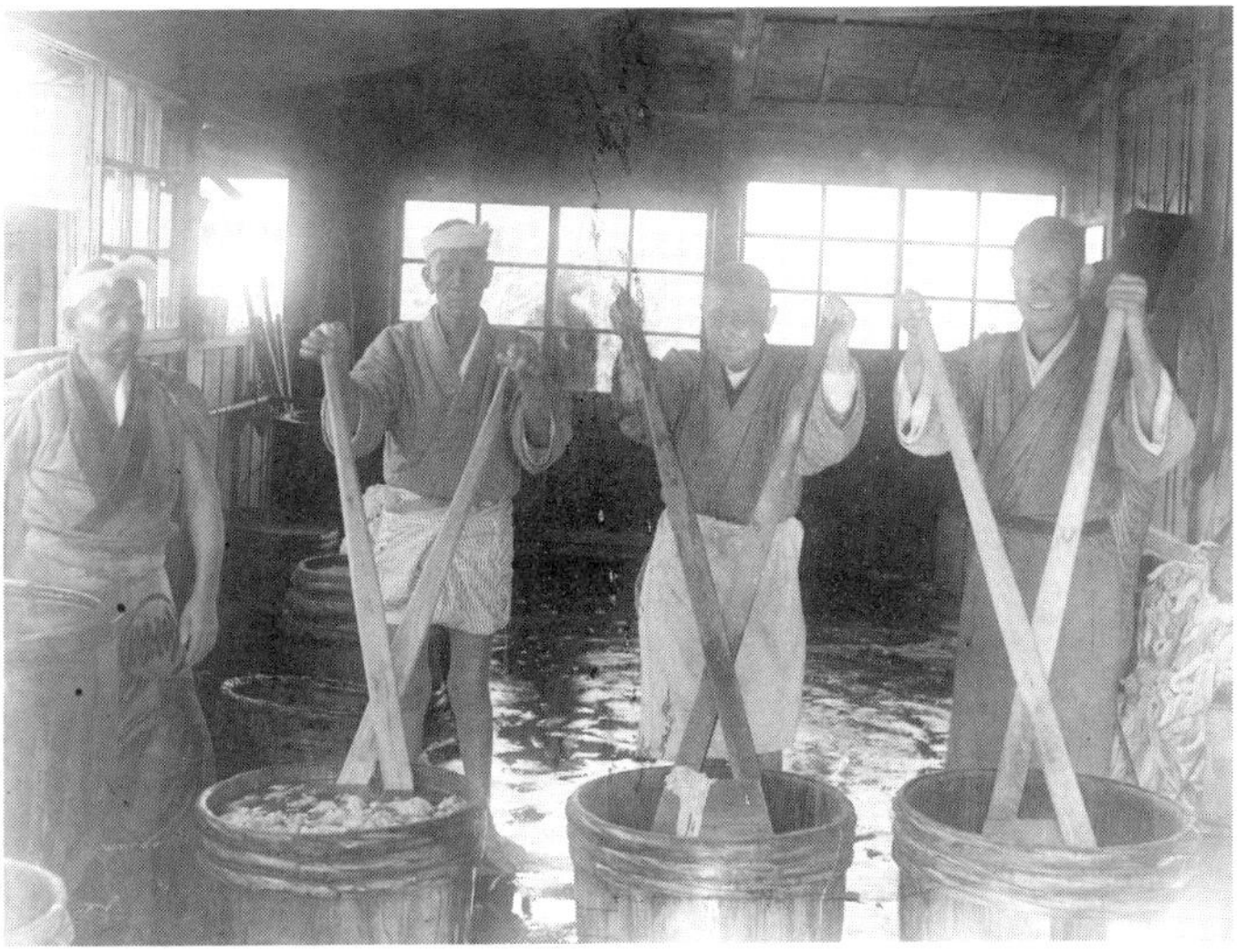

患者作業（洗濯）に従事している視覚障害者。ハンセン病療養所には，手足の変形や欠損，全盲など，重い後遺障害のある入所者も少なくなかった。患者作業では，後遺障害のある人も働かなくてはならなかった。

症である。病名は、一八七三年にらい菌を発見したノルウェーの医師アルマウェル・ハンセンに由来する。かつての日本では「癩（らい）」「癩（らい）病」と呼ばれており、感染症ではなく遺伝性疾患と誤認されていた。らい菌の感染力はきわめて弱い。発症すると、おもに顔や手足および皮膚などの末梢神経に病変が生じる。知覚麻痺や皮膚症状（紅斑や結節）のほか、顔面や手指の変形などがみられる。かつては不治の病とされていたが、現在では治療法が確立しており、早期発見・早期治療をすれば後遺症を残すこともなく完治する。

二〇一四年五月現在、日本には国立ハンセン病療養所が一三施設あり、計一八

の療養所別・年度別患者数

菊池恵楓園		星塚敬愛園		奄美和光園		沖縄愛楽園		宮古南静園		神山復生病院		琵琶崎待労院		身延深敬園		計	
明42.4.1		昭10.10.28		昭18.4.5		昭13.11		昭6.3		明22.5.22		明30.10.3		明39.10.12			
公立第5区九州療養所		国立		国立		国立 国頭愛楽園		公立 宮古保養院		私立		私立		私立			
昭16.7.1								昭16.7.1									
定員	患者数	定員	患者数	定員	患者数	定員	患者数	定員	患者数	定員	患者数	定員	患者数	定員	患者数	定員	患者数
150	119	300	357	100	9	250	311	40	16		14	50	13		14		
1000	908	1125	1,078	100	49		657		140	130	87	80	53	65	34	9,025	9,840
〃	〃	〃	832	〃	51		518		138	〃	75	〃	78	〃	22	9,025	8,662
〃	958	〃	801	〃	220		834		156	〃	72	〃	66	〃	21	9,025	8,980
〃	1,012	〃	877	300	365		736		220	〃	83	121	77	〃	36	9,366	9,433
1100	1,025	〃	927	〃	369		848		287	105	81	〃	113	〃	44	9,571	10,032
〃	1,093	〃	973	〃	390		881		286	〃	93	〃	109	〃	46	9,871	10,413
1700	1,427	〃	1,011	〃	287		918		337	〃	97	〃	104	〃	45	10,916	11,160
〃	1,543	1200	1,049	〃	300		894		343	〃	98	〃	96	70	49	11,776	11,487
2030	1,589	1280	1,094	〃	294		911		346	〃	97	〃	84	〃	56	12,906	11,654
〃	1,622	1530	1,112	320	299		925		331	〃	89	〃	75	〃	〃	13,396	11,777
2200	1,674	〃	1,127	350	301		909		312	〃	90	〃	71	85	68	13,561	11,938
〃	1,685	〃	1,133	450	321		940		297	〃	75	〃	70	〃	76	13,761	12,055
〃	1,719	〃	1,142	〃	336		946		299	〃	89	〃	〃	〃	85	13,861	12,085
〃	1,736	〃	1,158	〃	341		941		312	〃	93	〃	73	〃	76	13,861	12,148
〃	1,714	〃	〃	〃	339		947		323	〃	84	〃	72	〃	81	13,861	12,092
〃	1,635	〃	1,160	〃	325		936		333	〃	97	〃	66	〃	79	14,261	11,838
〃	1,607	〃	1,146	〃	322		896		355	〃	95	〃	70	〃	81	14,261	11,658
〃	1,610	〃	1,142	〃	327		865		310	〃	99	〃	71	〃	〃	14,261	11,467
〃	1,599	〃	1,105	〃	322		819		295	〃	98	68	66	〃	86	14,208	11,228
〃	1,578	1280	1,098	〃	307		781		329	〃	103	90	65	〃	80	13,230	11,070
〃	1,570	〃	1,083	〃	313		755		274	〃	100	〃	72	〃	83	13,230	10,893
〃	1,524	〃	1,064	〃	304		731		264	〃	101	〃	70	〃	81	13,230	10,610
〃	1,507	〃	1,050	〃	〃	960	717		257	〃	96	〃	68	〃	82	14,190	10,446
〃	1,483	〃	1,035	〃	296	〃	703		245	111	97	〃	61	〃	83	14,196	10,242
〃	1,478	〃	999	〃	287	〃	680		243	〃	〃	71	58	〃	78	14,177	9,986
〃	1,463	〃	974	〃	283	〃	670		235	〃	98	〃	56	〃	85	14,177	9,795
〃	1,445	〃	964	〃	274	〃	644		241	〃	96	〃	53	〃	84	14,177	9,644
〃	1,429	〃	945	〃	270	680	643	240	247	〃	91	〃	〃	〃	〃	14,417	9,519
〃	1,410	〃	928	〃	263	〃	648	〃	〃	〃	93	〃	48	〃	86	14,417	9,394
〃	1,391	〃	912	〃	256	〃	649	〃	250	〃	90	〃	46	〃	〃	14,417	9,311
〃	1,388	〃	911	〃	〃	〃	643	〃	〃	〃	85	69	44	〃	85	14,417	9,283

本書のおもな対象時期（1945（昭和20）～1975（昭和50）年）

施設名	松丘保養園		東北新生園		栗生楽泉園		多磨全生園		駿河療養所		長島愛生園		邑久光明園		大島青松園	
設立年月日	明42.4.1		昭14.10.27		昭7.11.16		明42.9.28		昭19.2.15		昭5.11.20		明42.4.1		明42.4.1	
設立時名称	公立第2区 北部保健所		国立		国立		公立第1区 全生病院		国立		国立		公立第3区 外島保養所		公立第4区 大島療養所	
厚生省移管	昭16.7.1						昭16.7.1						昭16.7.1		昭16.7.1	
歴年	定員	患者数	定員	患者数	定員	患者数	定員	患者数	定員	患者数	定員	患者数	定員	患者数	定員	患者数
開設当初	90	65	400	52	15	3	300	283	150	44	400	453	300	254	200	120
昭和20	500	711	600	605	975	1,314	1200	1,221	150	44	1450	1,478	1000	871	650	590
21	〃	601	〃	569	〃	1,029	〃	1,118	〃	66	〃	1,299	〃	817	〃	546
22	〃	578	〃	445	〃	932	〃	1,098	〃	135	〃	1,216	〃	699	〃	572
23	〃	605	〃	483	〃	938	〃	1,101	〃	159	1550	1,380	〃	723	〃	638
24	680	602	〃	510	〃	1,019	〃	1,128	300	169	1500	1,487	850	767	〃	656
25	〃	605	〃	498	〃	1,040	〃	1,144	500	273	〃	1,496	〃	839	750	647
26	〃	636	660	560	1070	1,065	1260	1,181	530	324	1600	1,580	900	894	800	660
27	750	670	〃	605	1180	1,054	1270	1,188	630	374	1900	1,606	1050	938	840	680
28	850	688	670	588	〃	1,061	1470	1,190	〃	384	2110	1,640	1250	944	〃	688
29	〃	698	770	589	〃	1,063	〃	1,199	〃	410	〃	1,646	1350	963	860	700
30	〃	710	〃	615	1230	1,064	〃	1,204	〃	436	〃	1,701	1250	962	〃	694
31	〃	717	〃	623	〃	1,059	〃	〃	〃	471	〃	1,727	1350	965	〃	692
32	〃	726	〃	625	〃	1,037	〃	1,196	〃	456	〃	1,708	〃	〃	960	686
33	〃	722	〃	〃	〃	1,018	〃	〃	〃	447	〃	1,738	〃	958	〃	704
34	〃	717	〃	628	〃	1,015	〃	1,181	〃	454	〃	1,715	〃	959	〃	705
35	950	716	〃	591	〃	992	1570	1,173	780	450	2160	1,646	〃	960	〃	679
36	〃	700	〃	590	〃	975	〃	1,139	〃	441	〃	1,616	〃	950	〃	675
37	〃	694	〃	582	〃	965	〃	1,110	〃	430	〃	1,566	〃	949	〃	666
38	〃	682	〃	560	〃	950	〃	1,097	〃	404	〃	1,542	〃	944	〃	659
39	850	678	670	556	1180	929	1470	1,095	630	388	2110	1,515	1250	936	860	632
40	〃	672	〃	554	〃	909	〃	1,091	〃	374	〃	1,489	〃	927	〃	627
41	〃	600	〃	547	〃	884	〃	1,095	〃	〃	〃	1,454	〃	901	〃	616
42	〃	657	〃	535	〃	864	〃	1,081	〃	364	〃	1,401	〃	858	〃	605
43	〃	630	〃	516	〃	840	〃	1,082	〃	356	〃	1,372	〃	844	〃	599
44	〃	611	〃	513	〃	819	〃	1,042	〃	348	〃	1,346	〃	827	〃	560
45	〃	592	〃	501	〃	804	〃	1,025	〃	341	〃	1,308	〃	808	〃	552
46	〃	581	〃	495	〃	801	〃	1,040	〃	335	〃	1,265	〃	785	〃	541
47	〃	570	〃	487	〃	792	〃	1,029	〃	〃	〃	1,238	〃	767	〃	539
48	〃	566	〃	482	〃	781	〃	1,032	〃	311	〃	1,211	〃	752	〃	536
49	〃	558	〃	481	〃	775	〃	〃	〃	313	〃	1,196	〃	743	〃	533
50	〃	556	〃	〃	〃	〃	〃	1,036	〃	〃	〃	1,186	〃	〃	〃	531

注：沖縄二園は復帰まで確然とした定床はなかった。
出典：全国ハンセン氏病患者協議会編『全患協運動史』一光社，1977，p.246。

四〇名、平均年齢約八三・六歳の入所者が生活している。入所者のほぼ全員がハンセン病の治療をすでに終えた回復者であるが、病気への偏見や後遺症、老齢化のため社会復帰は難しい状況にある。入所者のほかにも、療養所を退所して地域で暮らしているいわゆる「退所者」と、療養所に入所せずに治療を続けた「非入所者」がいるが、その正確な人数は明らかにされていない。

国立ハンセン病療養所は、名目上は「療養所」だが、実情としては、患者を隔離収容することを目的として開園された（藤野 1993）。一九〇七年に制定された法律第十一号「癩予防ニ関スル件」と、一九三一年制定の癩予防法（一九五三年にらい予防法に改定）によって、ハンセン病は不治の病であるという認識のもとで国家による終生隔離が基本政策とされたため、原則的には、病者はひとたび療養所に入所すると死ぬまでそこから出ることができなかった。加えて療養所内では一九六〇年代ぐらいまで、施設運営のための「患者作業」が強要され、不自由者介護、重症者看護、火葬、糞尿汲取り、残飯回収、製炭、開墾、土木、給食など、重労働を含めたあらゆる職種で入所者は働かされ続けた。この患者作業によって、症状が悪化してしまった患者も少なくない。

国立ハンセン病療養所では、原則として、子どもをもつことが許されていなかった。結婚を希望する男性患者は、断種手術を受けなくてはならなかった。妊娠した女性は、強制的に堕胎させられた。入所者への断種手術は、光田健輔医師によって一九一五年に開始され、一九四八年の優生保護法で法的根拠を得て、長年にわたって続けられることになった。その間、公表されているだけで約三五〇〇人（うち男性約二三〇〇人、女性約一二〇〇人）が、強制断種・堕胎の犠牲となっている。

このように、日本の隔離政策は世界的にも類をみないほど厳格かつ残酷なかたちですすめられてきた。日本では一八九〇年以降、コレラ、ペスト、梅毒、結核などの伝染病が次々と隔離政策の対象とされてきたが、そのなかでもハンセン病者に対する政策は苛酷を極めるものだった。そのため、日本のハンセン病者にかかわる人文社会科学的な研究はまず、世界でも類例をみない苛烈な隔離政策がどのように成立し、いかに展開してきたのかについて、歴史学的な観点から明らかにする作業から始まった。これらの研究は、主に隔離する側の残した史資料に依拠しつつ、ハンセン病者に対する為政者側の統治と眼差しの論理を実証的に明らかにしてきた（藤野 1993, 2001, 2006、滝尾 2001、山本 1997、無らい県運動研究会編 2014 など）[5]。

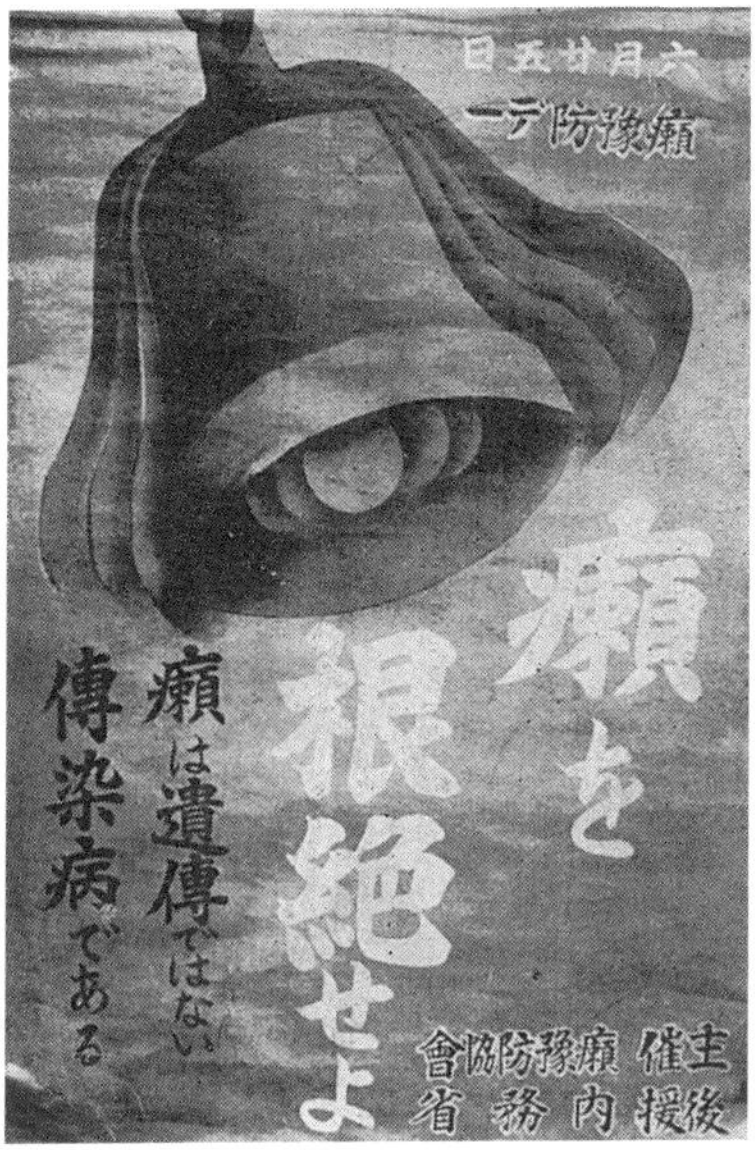

癩予防協会のポスター。癩予防協会は，ポスターの貼付や各地での講演などを通じて，絶対隔離政策を支持する世論喚起を行っていた。

いっぽう歴史学的研究に続いて社会学においても、主に生活史的手法を用いて、これまで一般社会に届けられることのなかったハンセン病当事者個々人の声を聞き取る作業がすすめられてきた（蘭 2004、山本・加藤 2008 など）[6]。これらの研究は、療養所入所者と退所者、男性と女性、あるいは裁判で原告になった人とならなかった人など、当事者内部での立場の違いを注意深く見分け、それぞれの立場に置かれた人々の個別具体的な生活史を記述することによって、かれらが個人としてもつ経験の固有性を尊重しようとするものである。人文社会科学の立場からハンセン病者とその家族が強いられてきた艱難辛苦に向き合うとき、為政者側の歴史的責任を検証する歴史学的な研究とあわせて、当事者ひとりひとりの受苦の経験を聞き取る生活史的研究こそが必要とされていたといえる。

また、近年の社会学・文学・歴史学におけるハンセン病研究においては、ハンセン病療養所における文化や共同性といった切り口から入所者の生活世界にアプローチする事例研究も蓄積されつつある（青山 2014、荒井 2011、坂田 2009, 2012、松岡 2005, 2009）。ハンセン病療養所に限らず、ある特定の地域で暮らしを営む人々の生活世界を理解しようとするさい、そこで培われてきた文化や共同性に着目することは欠かせない視点である。とくに日本のハンセン病者は既述したように非常に苛酷な隔離政策下に置かれてきたために、かれらが残した文化的コンテンツを次世代に継承することは不可欠の作業であるし、また療養所内でつくられてきた共同性（自治活動など）の実態については、社会学と文学・歴史学が協働して今後も研究を深めるべき領域である。

3　本書の課題

以上のような研究状況のなかにあって、本書はハンセン病者の歴史の総体を書きなおそうとするものではない。ただ本書は、従来の歴史学的研究と社会学的研究がややもすると閑却しがちであった、次のような問いに正面から取り組みたいと考えている。

第一に、日本のハンセン病療養所の入所者たちが、療養所が置かれた各歴史的時点での政策的・制度的局面や、療養所内における各々の社会的位置をふまえながら、みずからの苛酷な生活状況を少しでも耐えられるものに変えていくために、どのような人間的努力を重ねてきたかという問題である。これと関連して第二に、かれら療養所入所者たちが、そうした歴史的・社会的位置とわたりあいながら、療養所の内部社会に――一部は療養所の外部に及ぶ――さまざまな形態・水準の集団的実践を生起させることによって、療養所の生活状況をどのようにつくりかえ、ひいては療養所の統治システムをどのように揺るがし、場合によっては換骨奪胎することに成功してきたのかという問いである。そして第三に、以上のような療養所入所者たちのさまざまな集団的実践の展開が、日本のハンセン病をめぐる政策や制度、さらには日本の社会保障・社会福祉政策の変化に、どのようなインパクトを与えたのかという問いである。

こうした問題を明らかにするために本書は、筆者が一〇年余にわたって継続してきた当事者へのインタビュー調査と文献資料の収集・分析に基づき、日本のハンセン病療養所において入所者たちの人間的努力のなかから生起したさまざまな集団的実践の生成・展開過程を詳しく跡づけていく。主な対象時期は第二次世界大戦後（一九四五年以降）であるが、むろん前後の時期との関連性も視野に入れている。

先に述べたように、日本のハンセン病療養所の入所者たちは、凄惨な収容所的環境のなかから多種多様な集団的実践を生成させ、自分たちの生の条件を少しでもましなものに変え、さらには豊饒化していこうとした。本書では、当事者運動や患者自治会など組織化された政治的活動から、サークル活動や同好会のような半組織的な文化的活動、さらには相互扶助的集まりのような非定型的な生活実践まで、療養所内で生起した異なるレベルの集団的実践を、包括的かつ動態的な射程でとらえていきたい。

具体的には、これらの集団的実践の諸相を動態的に把握するために、個々の入所者の経済的状況の格差や、後遺症の度合い――日本のハンセン病療養所の場合は全盲など視覚障害者が相対的に多い――による身体的差異など、入所者たちのあいだに存在した差異・多様性や格差・差別、およびそれに起因する葛藤や軋轢を、まずふまえる。そのうえで、療養所内におけるさまざまな集団的実践が、どのような状況において生成し、療養所が置かれた歴史的局面に応じてどのように変化し、療養所内の社会関係（の変容）にどのような意味と機能をもち、さらには療養所外の社会に対してどのような影響を与えたのかについて、対象化していくことになるだろう。そうした作業を通して本書は、ハンセン病者の苛酷な生活状況のなかから生成し脈々と受け継がれてきた実践群の厚みと重層性を、浮き彫りにしていきたい。

4　集団への着目

このように本書は、複数の活動を包括的かつ動態的に把握することによって、ハンセン病療養所を対象とする事例研究のみならず、集団および共同性をめぐる研究領域にも寄与したいと考えている。ハンセン病療養所の集団的実践を対象とすることがどのような理論的課題を問うことになるのかという点については、次の第1章で詳述する。本節では、集団という単位に着目した背景と、本書の基本的視座について述べておきたい。

本書で集団および共同性をテーマとして取り上げるのは、狭い意味での「病者」の経験を再文脈化するためだけではない。私は、このテーマについて歴史的な視野から考察を深めることによって、現代社会に生きる人々が直面している問題を、制度的観点とは別の回路から理解することができると考えている。

社会学においては、社会の個人化（私化）にともなって地縁や血縁による共同性の崩壊がすすんできたことが、すでに繰り返し指摘されてきた。さらに近年では日本においても、雇用形態の流動化・多様化や、非正規雇用の拡大にともなって、労働現場における共同性の機能不全も深刻化している。また、社会保障分野を含む公共部門の一部領域からの国家の撤退や財政削減といった制度的転換も進行し、病者・障害者・高齢者など社会的弱者をめぐる生存状況はますます厳しくなってきている。東日本大震災の被災地でも、そうした社会的弱者をめぐる深刻な状況が露呈していた。さらに、個人間の競争を煽るネオリベラリズム的な政策や、個人の自己責任が叫ばれる時代潮流のなかで、人々は分断され対立し、しばしば深刻な意味喪失に陥ることが、現代社会論のなかでも指摘されている。このような時代のなかで、集団や共同性に関する社会研究や社会理論には、人間の自生的・自律的な集団的営為を再定位するとともに、そうした営為の複合体としての「社会」のありようを、従来とは別のかたちで可視化することが求められている。

かつて集団や共同体に関する社会研究や社会理論は、それらが個人を抑圧するものとして作用する側面を強調してきた。たしかに、ナショナリズムと全体主義の嵐によって無数の犠牲者が出た二〇世紀の世界史を振り返るとき、こうした研究動向には正当な理由と必然性があった。だが他方で、都市社会学や農村社会学、環境社会学など一部の社会学の研究成果が明らかにしてきたように、近代以降の社会のなかで貧困や孤立化の不安にさらされる人々、とくに、都市下層民、移民、零細農民といった近代社会のなかでマイノリティの位置に置かれた人々が、みずからが埋め込まれた生活状況に根ざしてつくりあげてきた集団や共同性は、ときには排除の暴力をはらみつつも、基本的には互いの生存を支え、生活や労働に意味と価値を与えるものであった。コミュニティが衰退しつつあるといわれる現代社会においてさえ、集団や共同性のもつこのような機能それ自体は決して消失していない。

以上をふまえるならば、いま集団や共同性を対象とするさい、いかなる側面に着目すべきかが、おのずとみえてくる。求められているのは、現代社会における人間の共同的な営みのなかに、過去に存在していたがいまは失われてしまった（とされる）情緒的な紐帯を見出そうとする作業ではない。他方で、現代の集団や共同性のなかに、前近代的な共同体にはない（とされている）性質――「開かれている」とか「出入り自在」であるといった要素――をみつけだし、それらを「来るべきコミュニティ」の特質として称揚したり理想化したりする作業でもない。

いま私たちに必要なことは、失われた過去でも来るべき未来でもなく、「いま-ここ」の地点に立脚した視座を立てることである。たとえば、人々が、みずからが埋め込まれ根をもつその地点から、すでにある社会関係の形式と内容を編みなおしていく過程をとらえること。それによって、諸個人の総和以上の何らかの力をもつ「集団」が、それに独自のものとして紡ぎだす生命――集団性のもつ価値創造力――を感受し、その力を可視化するための言葉と方法を探り当てることである。

それを可能にするための問いを、本書のテーマに即して具体的に設定するならば次のようになるだろう。ハンセン病を患った人々は、圧倒的な力によって強いられた収容所的な「集団性」「共同性」をどのように編みなおし、自分たちの生存条件をよくするための肯定的な「集団性」「共同性」をつくりあげ、収容所的秩序を換骨奪胎していったのか。さらには療養所外部の社会に対して、どのようなインパクトを与えていったのか。本書ではこのような問いを立てることによって、人々が「いま-ここ」にある社会関係に根ざしつつ、自己と他者を解放していくプロセスをとらえ、その実践を言葉で跡づけていくことを試みたい。

5　各章の構成と概要

各章の内容と具体的な検討対象は、次のようになっている。

第1章では、施設や収容所、あるいは「近代」「主体（化）」「自由」等を問題化する研究領域において提示されてきた、いくつかの注目すべきテーマやアプローチを批判的に検討し、ハンセン病療養所の集団的実践を適切に理解するために乗り越えなければならない論点を整理する。この作業によって、ハンセン病療養所の集団的実践を対象とすることがどのような理論的課題を問うことになるのかを明らかにする。

本書の課題は、「動くこと（可動性）」や「脱出（エクソダス）」を条件とするものとは別の解放戦略、それらとは別の「自由」の回路を、ハンセン病者の実践の痕跡のなかに探索することである。詳細は第1章で述べるが、これまで構造的弱者の抵抗戦略として有効とされてきた方策は、理論的にも運動史的な文脈においても、ともに、可動性と脱出を条件とするものであった。しかし、ネオリベラリズムやポストフォーディズムを構成要素とする現代社会の支配システムは、もはやこうした解放戦略をも、巧妙にみずからの権力装置のなかへと組み込みつつある。たとえば、多くの労働現場では、リストラや配置転換、頻繁な生産ラインの変化などに対応できる「速度」と「フレキシビリティ」が求められている。また、日常の対面的コミュニケーションの場面においても、「融通を利かせること」や「空気を読むこと」が、かつてないほどに要求されるようになっている。私たちはつねに「いま-ここ」からの脱出に急き立てられているのだ。

だからこそいま、動かないことや動けないこと、流されないことや留まること、こうしたことがらが内包する潜勢力を見定めるときが来ているといえる。私はこのテーマについて考察を深めることによって、ハンセン病者の歴史と実践を再文脈化するとともに、現代社会に伏在する諸問題を相対化し、その現実を内破する手がかりを得ることができると考えている。

続く第2章、第3章、第4章では、個別の事例の検討を行う。

第2章では、ハンセン病療養所の文化的活動について検討する。具体的には、一九五三年に長島愛生園の入所者一三人（うち視覚障害者一二人）によって結成された、「あおいとり楽団」の活動の軌跡をたどりつつ検討をすすめる。あおいとり楽団は、療養所内で絵画や演劇活動を行う人々を結びつける役目を果たしており、かれらが音楽を奏でる場所は、音楽と演劇・文学・舞台芸術のコラボレーションの場となっていた。さらに、この楽団は活動を展開していく過程で、療養所内の医師や看護師、療養所外の一般の人々など、多数の非病者との関係を深めていった。あおいとり楽団の活動は、複数の文化活動を横断的につなぐ結節点であり、療養所の内と外をつなぐネットワークの拠点でもあった。かれらの創作活動は、視覚障害という身体の「不自由」と、隔離政策という社会的「不自由」との、二重の不自由さを超克するような側面をもっていたのである。第2章では、こうしたかたちで病者と非病者のかかわりあいを通じて編成される文化生成の場の諸相を跡づけつつ、不動性を強いられた者にとっての「自由」の可能性について考察してみたい。

第3章では、日々の暮らしのなかで営まれてきた生活実践を事例とする。ここでは、非定型的な実践の諸相について記述するとともに、こうした生活実践にともなう共同性の感覚を、かれらがどのように経験していたのかという点についてもみておきたい。ハンセン病者にとって共同性は、一面では、療養所という閉鎖的空間のなかで、狭い部屋での共同生活というかたちで強制されたものだった。しかし、本書で対象とする集団的な生活実践とそこでの共同性の感覚は、こうした強いられた共同性とは異なる位相において現れ、ときに、望まざる共同生活のなかでの緊張と葛藤を、ときほぐしゆるやかにする側面をもっていた。この章では、かれらの実践の軌跡と、当時の感覚が現在に呼び戻されるさいの言葉のなかに、他者と暮らすことにともなう重さや、強制的に隔離されたことによる苦しみを少しでも軽くし、生き抜く力を養う機知を読み取ってみたい。

第4章では、戦後のハンセン病療養所の政治的活動について検討する。具体的には、各療養所の自治会活動と「全国ハンセン病患者協議会」(略称「全患協」)[7]の活動、および「全国ハンセン氏病盲人連合協議会」(略称「全盲連」)と「在日朝鮮人・韓国人ハンセン氏病患者同盟」の活動を、事例として取り上げる。ここでは、病と障害をめぐる言説の布置や当該時期の医療政策など、患者運動の背景にあった水脈を確認しつつ、療養所内のそれぞれの集団の活動と主張をすくいとる作業を通して、ハード面の住環境整備(「設備拡充」「医療の充実」など)を目指すスローガンの背景に退き忘却された、当時の運動のエネルギーのなかにあった葛藤と思想を浮き彫りにしてみたい。

終章では、各章で取り上げた個々の事例を振り返り、療養所内の集団的実践の布置をたどる。そして、ハンセン病を生きてきた人々は、みずからに強いられたきわめて否定的な生存条件をいかにして肯定的なものへと転じていったのか、そこに集団性や共同性はどうかかわっていたのか、という点について考察を行う。

本書の調査の概要について説明しておきたい。本書で取り上げる事例は、二〇〇四年から現在まで、のべ一〇年以上にわたって私が継続している資料収集と聞き取り調査に基づくものである。療養所内の面会人宿泊所や入所者の自宅に滞在しながら、調査を実施した。このほかにも、療養所を退所して地域で暮らしている人の自宅およびその家族の自宅でも、聞き取り調査を実施した。調査対象者の年齢は、調査時点で五二歳から九三歳までである。なお、聞き取り調査のため私が継続的に訪れた療養所は、国立療養所東北新生園《とうほくしんせいえん》（宮城県）、国立療養所多《た》磨《ま》全生園《ぜんしょうえん》（東京都）、国立療養所長島愛生園《ながしまあいせいえん》（岡山県）、国立療養所星塚敬愛園《ほしづかけいあいえん》（鹿児島県）である。

　本書で引用してある語りのうち「　」（カギカッコ）で示してあるものはすべて、調査時にテープで録音したものを書き起こしたものである。語り手の属性（性別・年齢・国籍・療養所名）については、ハンセン病当事者およびその家族の承諾を得たもの以外は明記していない。ハンセン病者の数は限られているため、個人の同定を避けるための最低限の配慮として、このようなかたちをとっている。

第1章

動けないこと／動かないことの潜勢力

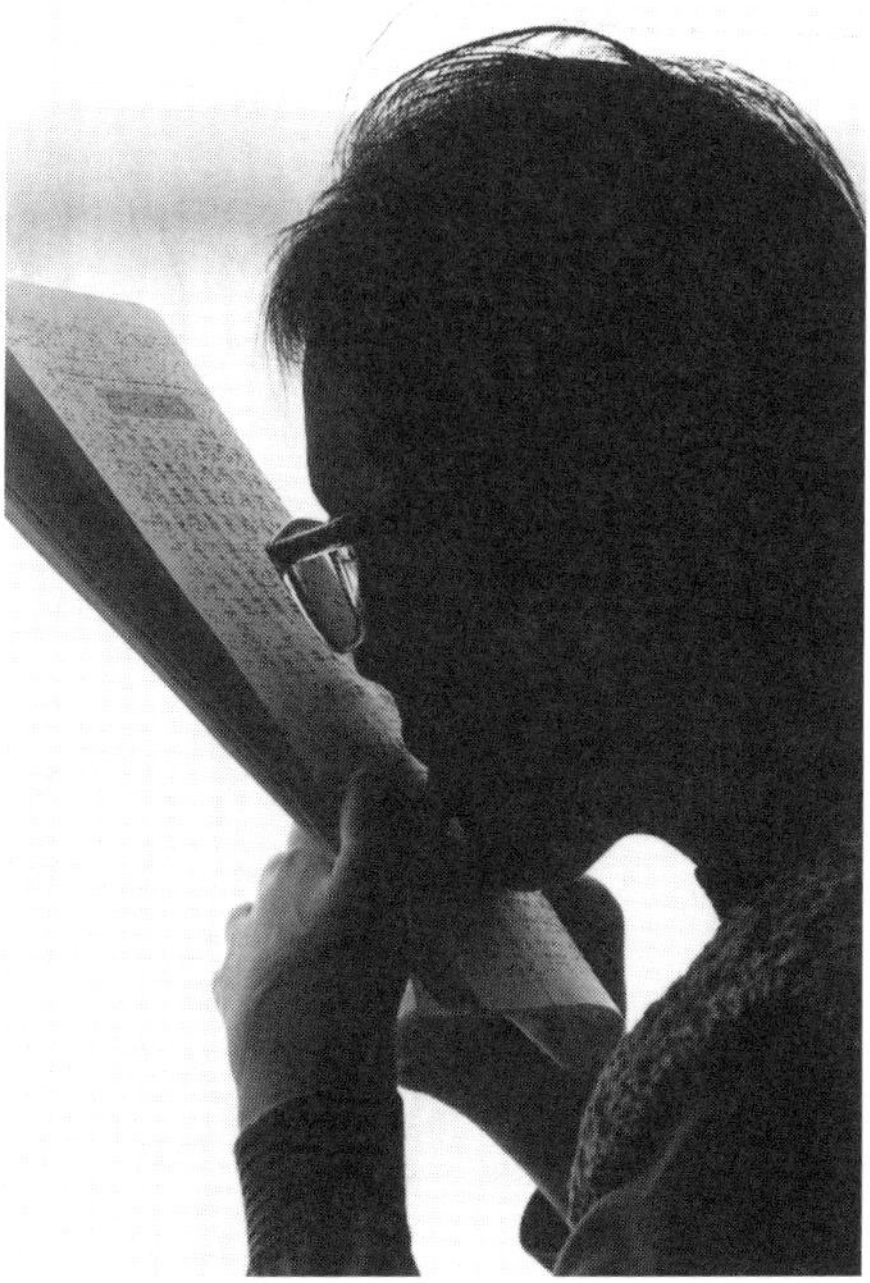

舌で点字を読むことを「舌読（ぜつどく）」という。病によって視力と指の感覚を失った人々は，舌で点字を覚え，読み，言葉をみずからのものにした。

1　収容所化する近代世界

本章では、ハンセン病療養所の集団と実践を対象とすることが、どのような理論的課題を問うことになるのか明確にしておきたい。まず、近代社会における生の統治のありように関する理論と、隔離収容施設に関する議論を相互参照しながら、いまだ論じられていないことと、本書で論じることについて要点の整理を行う。この作業をふまえて、本書における基本的な視座を提示する。

監獄や強制収容所といった隔離収容施設の管理システムはしばしば、近代社会全体の規律的制御を描写するさいの比喩として援用されてきた。たとえばミシェル・フーコーは、監獄における囚人管理の装置と機能に着目することによって、有名な「主体化＝隷属化（assujettissement）」の機制を明らかにした。この規律訓練型の権力は、パノプティコンという装置に組み込まれた監視の眼差しを個体のうちに内在化させ、それによって人々が「主体的」に支配体制のなかへと組み込まれるべく作動していた（Foucault 1975=1977）。

アーヴィング・ゴッフマンは『アサイラム』（Goffman 1961=1984）で、精神病院を事例として、閉鎖的空間に隔離された人々の相互作用を観察し、隔離収容施設の秩序がいかにして維持・再生産されているのかについて明らかにした。そこで彼は、隔離施設における支配が徹底されるにつれて、施設内規律を完全に内面化した被収容者が、支配者よりも厳しくほかの被収容者を監視・管理する「転向（conversion）」という事態が生じることを指摘している。

この転向という心理的メカニズムを最大限に利用したのが、ナチス政権下における強制収容所の「自主管理」システムだった。閉鎖的で、かつ、支配-被支配の関係が絶対的であった強制収容所では、被収容者は容易に転向しやすい状況に置かれており、そこでは、支配者（守衛や看守、SSと呼ばれるナチス親衛隊など）に対する忠誠すら存在していたことが報告されている（Frankl 1946=1961、Kogon 1974=2001）。一部の被収容者は、監視人であるSSと自己を同一化したうえで、SSに対しては忠誠を示し、ほかの被収容者に対しては冷淡な振る舞いをしていた。

支配者の側は、この被収容者の心的状態を利用して、従順な被収容者に収容所の管理の一部を委託していた。こうした「自主管理」システムは、本当の意味での自治組織ではなく、支配者が被支配者の管理を効率的に行うための分割支配の一形態に過ぎないものだった。この分割支配という統治の技法は、古来よりあらゆる権力者によって用いられてきたが、強制収容所の「自主管理」はこれを最もおしすすめたかたちで実行されていた。

このようなシステムのなかで、被収容者にとって死をまぬがれるための最適な手段として認識されていたのが、収容所内で管理を委託される地位を得ること、すなわち「プロミネント」になるということだった。「プロミネント」は、収容所内の秩序維持を担うことによって、ささやかな恩恵を享受できた。プリーモ・レーヴィが「溺れるもの」と「救われるもの」という分類を用いて端的に示しているように（Levi 1986=2000）、強制収容所においては、「プロミネント」になること、すなわち、同じユダヤ人である仲間を裏切ることと引き換えに特権的な地位を手に入れることが、生き延びるための最も合理的な選択であると認識されていた。この「プロミネント」の地位を得た被収容者は、しばしばSSよりも激しく、同胞である被収容者を虐待し死へと追いつめていった。

ジグムント・バウマン（Bauman 1989=2006）によれば、支配者にとって都合のよい行動（＝被支配者の利益に反する行動）を、「合理的」と錯覚させあえて被支配者にとらせてしまうこのような力こそ、近代官僚制によってもたらされたものである。近代社会は、人間に「個人主義」「合理化」という行動原理を刷り込むことによって、生き延びるためにみずからを破壊するという逆説的悲劇を生じさせる素地を提供していたということになる。

この逆説的な悲劇は、強制収容所に限って起きることではない。官僚制と合理性への信仰が深く広く浸透した近代社会においては、潜在的にはいつどこにでも、このようなかたちで「被支配者の合理性はつねに支配者の武器となる」（Bauman 1989=2006: 184）という状況が生じうる。

ジョルジョ・アガンベンも、フーコーやバウマンと同様に、隔離収容施設のシステムをモデルとして、近代社会における生の統治を描き出そうとしている。アガンベンによれば、もともとは強制収容所というかたちで秩序の周縁に位置していた「剝き出しの生」の空間は、近代社会においては政治空間とほぼ一致するほどに一般的なものとなっている（Agamben 1995=2003：17）。ナチズムは、強制収容所のなかで被収容者から名前を奪い、代わりにその肉体に数字の記された焼き鏝《ごて》を押した。被収容者を番号として扱うことによって、人間から固有性と個別性を剝ぎ取ろうとしたのである。それと同じように、近代社会における人間は、技術的な操作が可能な記号へと縮小され、質ではなく量的なものとして扱われる。近代社会においては、その人らしさを徴《しるし》づける揺るがぬ個性や、身体に蓄積された力能としての記憶よりもむしろ、数値化可能な存在となるための無個性化と記憶喪失が求められる。近代社会の規律的制御は、人々から「生の形式」を奪う方向へと作動しているのだ。アガンベン自身の表現を用いていいかえると、「剝き出しの生」と「生の形式」を分割することは、近代社会のひとつの主要な権力技術であるといえる（Agamben 1996=2000：13-15）。したがって、近代社会における私たちの生は、潜在的には多くの部分が、かつての強制収容所の人々の存在様式と類似しているということになる。

グローバル化の進展とオーディット文化〈1〉の浸透にともない、今日的な「生＝権力」は、監獄、工場、学校、病院などの具体的な制度や場を経ることなく、より直接化かつ遍在化している。アントニオ・ネグリは、このように国民国家の次元を離れ超国家的なものとなった、新たな支配論理の形態を指す概念として〈帝国〉を用い、それに対する抵抗の可能性を次のように断言する。「規律の時代にはサボタージュが抵抗の基本概念であったが、それに対して〈帝国〉の管理＝監視の時代にあってこれに当たる概念は、脱走だと言えるだろう。（中略）〈帝国〉との闘いは、引き算と離脱の論理を通じて勝利を収めるだろう」（Hardt and Negri 2000=2003: 278）。そして、このような「〈帝国〉との闘い」を担う存在として、「マルチチュード」という主体が設定されている。スピノザに由来するこの言葉は、多数性や群衆など多様な訳語が当てられているが、一言でいえば、現在の支配・監視体制を突き崩す者、あるいは力を指している。これは、かつての革命勢力が期待したような同一性を基盤とする集団ではなく、差異と多様性を内部にはらむ脱中心的主体として想定されている。ネグリは、具体的な抵抗の手段を示唆するものとして「脱走」「脱出（エクソダス）」「遊牧的移動（ノマディズム）」という二つのキーワードを挙げている（Hardt and Negri 2000=2003: 109, 278）。グローバル化による流動化の進展によって、「非-場」「異種混淆」などを特徴とする新たな生存の領域が拓かれることに期待がかけられている。ここでは、場に根ざした集団性・共同性をもつことではなく、「動くこと（可動性）」が抵抗の条件とされている。[2]

動くことや脱出することは、理論的な水準のみならず、社会運動の実践的な局面においても重要な戦略とされてきた。ここでいったん抽象的な議論から離れて、社会運動の具体的な現場、とくに障害者運動によって提起されてきた問題と、そこで提示されてきた実践的戦略についてみておきたい。

近代における医療・衛生政策は、「異常者」や「病人」を市民社会から排除・隔離することと並行して展開してきたことが、すでに多くの先行諸研究により明らかにされている。このとき、「異常者」や「病人」が押し込められる場所、すなわち監獄や施設は、人間を「従順な身体」へと飼い慣らし無力化させていくシステム（「主体化＝隷属化」の機制）が、最も鋭角的に発現する場所としてあった。

隔離収容施設で暮らすことを余儀なくされていた重度障害者は、観念的な水準ではなく、みずからの経験と身体を通じて、このしくみを感知していた。だからこそ障害者運動は、施設内の非人間的な処遇を告発するだけでなく、同時に、「重度障害者は施設で暮らすのが当然である」という従来の「常識」を覆すための運動を続けてきた。

日本で最初に脱施設化を志向した運動として最もよく知られているのが、一九七〇年の府中療育センター闘争である。この闘争は、当初は、一部の重度障害者を府中療育センターから別の民間施設に転所させるという施設側の意向に反対するだけのものだった。しかし、運動が展開する過程で、施設における劣悪な生活実態を告発し、入所者の処遇改善を求める闘争へと発展していった。改善を求める項目として、具体的には、随所に設置された監視カメラ、外出の制限、入所者に強制される同一規格のパジャマ、身体的プライバシーを無視した設備環境、異性介助、入所時に強要される解剖承諾書への署名や全裸での写真撮影などが挙げられた（高杉 1979：46-47）。府中療育センター闘争に象徴されるような、重度障害者自身による脱施設化に向けた運動は、一九七〇年代半ば頃より全国の主要都市を中心として広がっていった。

脱施設化を目指す運動の内実は、大きく二つの方向性に分けることができる。ひとつは、従来のような隔離・監視型の施設を脱管理化させ設備を充実させる方針（「施設改革論」）であり、もうひとつは、施設という制度そのものを廃止するべきであるとする方針（「施設解体論」）である。ともあれ、両者とも既存の施設のありようを批判し、その隔離・監視体制を解体させようとする点に関しては一致していた。

脱施設化運動は、単なる施設の否定や告発にとどまるものではなかった。重度の障害を抱える人々は、施設という制度や、「障害」に対する社会通念を問いなおす過程のなかで、新たな生活のモデルを提起した。それが「自立生活運動（Independent Living movement）」である。ここにおいて、障害者の解放は、施設と家族からの「脱出」と重ねあわされている。

重度障害者たちは、施設収容か家族介護か、という従来の二者択一的な「常識」に対して「自立生活」という理念を提示し、実際にみずからがひとり暮らしを始めることで、それを実行に移した。具体的には、地域で生活するためにボランティアによる介助を得ながら、同時に国や地方自治体にサービスの拡充を要求したり、みずからが主体となって非営利組織（ＮＰＯ）を立ち上げる活動などが行われた。より日常的には、怪我をしないように家事をこなす方法や電車の乗り方、介助者とのコミュニケーションの方法や制度の利用法など、重度障害者が地域で暮らすために必要な知恵――生の技法――を共有化し、それによってひとりでも多くの障害者が自立できるような社会の実現が目指された（安積・尾中・岡原・立岩 1990）。かれらがみずからの身体をもって提示したのは、収容施設でもなく家族介護でもない、重度障害者にとってオルタナティヴな生活のモデルであり、健常者の能力主義的・経済的自立モデルとは別の、オルタナティヴな「自立」のあり方とその可能性だった。

2 動くことを条件とする「自由」の隘路

前節では、隔離収容施設と近代社会、および隔離収容施設と主体（化）の関係性について、理論的な水準で議論されてきたことと、運動史的な文脈のなかで提起されてきたことを、それぞれ確認してきた。隔離収容施設の比喩を用いて近代社会を論じる諸議論においては、移動や脱走といった表現を用いて、近代社会における解放戦略の方向性が示唆されていた。また、現場の運動の側からは、施設を脱け出すことによってひとつの解放の道筋を示すという、みずからの身体を賭けた挑戦がなされていた。病者や重度障害者など、隔離収容施設とかかわらざるをえない人々にとって、「自由」の鍵は、家族介護と施設収容から脱け出すことにあった。

ここまで整理してきたことによって、次のことが確認できる。すなわち、これまで「可能性あり」とされてきた抵抗の戦略は、理論的な文脈においても、運動史的な文脈においても、ともに「脱出（エクソダス）」を原理とするものであるという点である。ここにおいて、「解放」の成功／失敗と、「脱出」の成功／失敗は、カーボン紙で写し取ったかのようにぴたりと重なりあう。「自由」の可能性／不可能性に関するこのような問題構制のなかでは、隔離収容施設に留まり続ける人々の存在は、必然的に、飼い慣らされた身体（主体化＝隷属化の機制）の実例とされるか、あるいは敗北者とみなされるか、どちらかの解釈に回収されることになる。実際のところ、このような問題構制は、ハンセン病者への眼差しや、ハンセン病問題についての議論や、一部のハンセン病研究のなかで、反復され再生産されてきた。

たとえば成田稔（2004）は、ハンセン病療養所の入所者が「本来は憎悪の対象でしかないはずのらい（ハンセン病）療養所の（療養）生活から、逃れようとしないばかりか、逆に現状維持に固執するのはなぜだろうか」（成田 2004: 15）と問いを立て、それは入所者の「療養所的思惟」（成田 2004: 15）に原因があると分析している。この「療養所的思惟」の内実については明確に示されていないが、ブルーノ・ベッテルハイムの「ゲットー的思惟」を引用していることから推察すれば、殻のなかに閉じこもって外界に出ようとしない心性を指していると判断してよいだろう。成田は、このような心性を批判して、「ハンセン病療養所の入所者の全てが、陳旧な『療養所的思惟』から脱却し、一般社会に同化（共存・共生）するのが先決ではないか」（成田 2004: 16）と指摘している。

また、小畑清剛（2007）は、らい予防法という「法という名に値しない法」が長期間にわたって廃止されなかった主な理由は、入所者が「『結合』『内閉』『切断』という歪んだ『精神の構え』ないし『生の形式』に陥っていたため」（小畑 2007: 306）であると指摘している。もちろん、成田も小畑も、入所者が自閉的になってしまった根本的な原因が、らい予防法にあるということは認識している。しかし、両者の議論は結局のところ、敗北の原因は何かという問題設定のもとで、入所者の精神性を責めるかたちのものになっている。

日本のハンセン病を考察の対象とする場合、無自覚に「解放」と「脱出」を等価のものとする前提に立つと、そこから導かれる問いも答えも限られたものになってしまう。この前提のもとでは「なぜらい予防法は廃止されなかったのか」あるいは「なぜ入所者は戦後一貫して療養所の解体に向けて活動してこなかったのか」という問いが絶対的な基準となり、らい予防法体制に関して、為政者側のみならず、療養所入所者たちにも非があったかのような結論が導かれてしまうのである。敗北の原因探しは、しばしば、絶望的な袋小路に入り込むのだ。

このように、脱出と解放を等価のものとみなす論理にとらわれている限り、療養所から出ることのできない人やそこに留まることを選択した人は、療養所という文脈に「埋め込まれた（embedded in）」即自的な存在として、あるいは、無力で依存的な存在として、ラベリングされたままの状態となってしまう。さらにいうと、ひとつの場所から動けない（動かない）人、ローカルな地点に足場を定めて暮らす人、こうした人々の行為の意味もまた、「不-自由」「（抵抗）不-可能」の位相に閉ざされたままとなる。つまり、既存の自由と抵抗の論理では、ひとつのところに留まる人々の行為にポジティヴな意味を見出すことは困難なのだ。

もうひとつ、付け加えておくべきことがある。それは、現代社会においては、脱出や可動性を原理とする解放戦略はすでに、支配システムの側の権力装置のなかに巧妙に組み込まれつつあるという点である。この点について、次節でより詳しく説明をしておきたい。

3　まやかしの「自由」——横領された解放戦略

現代社会における規律権力は、私たちに「自由」を錯覚させるようなやり方で、その網の目を広く深く張り巡らせている。近代から後期近代へと時代が移行するにつれて、かつてフーコーが指摘したような規律訓練型の権力は、新自由主義やポストフォーディズムと手を結び、従来とはやや異なるかたちで個人の内面へと働きかけを行うようになっている。

新自由主義やポストフォーディズムは、官僚制やフォーディズム（＝大量生産システム）のような「型にはまった」形式を退け、「融通の利く」「柔軟な」システムを追求する。フォーディズムは、商品を安く大量に生産することを可能にしたが、そこで生産される商品は画一的であり、雇用形態も生産ラインも硬直的であった。それに対してポストフォーディズムは、市場の要求にきめこまかく対応するために、雇用形態を短期化・流動化させ、労働者には消費者のニーズに合わせせうる臨機応変の態度を要請する。新自由主義とポストフォーディズムに共通する特徴は、フレキシビリティを推進しようとする点にある（Sennett 1998=1999）。

フレキシビリティは、現代社会に生きる人々に「変化に対してオープンであること」を強いる。今日の労働の世界において、個人に期待されているのは「みずからを自由自在に利用可能な状態にし、いかなる執着ももたず、新たな関係を再創造するために古い関係を断ち切る準備があることを示すこと」である（Malabou 2004=2005: 77）。そこでは、記憶や過去の経験、厳格にして不屈の意思といったものは、破棄すべきものとして扱われる。代わりに称揚されるのは、「融通を利かせること」や「空気を読むこと」であり、つねに「創意」を働かせながら、変化に対して「主体的」に順応することである。そして、それができない人間や、それを拒絶する人間に対しては、排除の恫喝が加えられる。したがって、生き残るためには、みずからをフレキシブルでいつでも再スタートが可能な「自由自在な状態」、つまり、「いま-ここ」から「脱出」できる状態にとどめておかねばならない。現代社会における統治システムは、このようなかたちで、脱出と可動性を原理とする解放戦略をも巧妙にみずからの権力装置のなかに組み込みつつあるといえる。

そして、このような権力装置は、日本の障害者政策にさえ影響を及ぼしてきた。二〇〇二年一二月に内閣府が定めた「障害者基本計画」（第二次：二〇〇三―二〇一二年）を例に挙げて、この点について確認しておきたい。この計画では、知的障害者入所施設整備を「必要なものに限定する」とし、「施設等から地域生活への移行の推進」を図ることが明記されている。この基本計画は、障害者政策の根本的な転換を促すものであり、脱施設化への前進を示すものとして各メディアで紹介された。

たしかに、一見すると「障害者基本計画」は、知的障害者を隔離収容施設から地域へと解放し、それによってかれらの「自由」を保障するものであるかのようにみえる。しかし、この基本計画の内実は、手放しで喜ぶべきものではなかった。同計画のなかには在宅サービスや通所施設などについての言及は一切なく、障害者の地域生活移行も検討課題として挙げられているのみで、財政的な裏づけをもった具体策はまったく提示されていない。ここで断言されていることは、五年間は施設を整備しないという数値目標と、入所施設の縮小・解体に向けた方針のみである。

脱施設化の本来の目的は、障害者の暮らしを地域で保障することであり、施設解体はそのための手段のひとつに過ぎないものだった。しかし、二一世紀に入って日本政府が主導した「脱施設化」においては、施設解体という手段が目的へと転化され、地域で障害者の暮らしを支えるための社会的資源が整備されないまま、施設解体のみが容認される状況がつくりだされてしまった。

なぜ、このような状況が生じたのだろうか。塩見洋介（2004：14）は、「脱施設化」という理念には、北欧型福祉国家を目指すノーマライゼーションの展開という積極的側面と同時に、社会福祉予算の抑制をねらう新自由主義の政策目標に合致してしまう側面があることを指摘している。とくに日本やアメリカでは、この後者の側面が前面に押し出されるかたちで、上からの「脱施設化」がすすめられてきた。

新自由主義政策下においては、社会福祉は自由な経済活動を阻害するものとして抑制の対象となる。この政策の影響下においては、競争と市場の論理が至上のものとされ、社会に内在する諸関係もこのイメージに基づいて次々とつくりかえられていく。ここでは障害者さえも、市場のなかで消費者としての位置を占めることが暗黙のうちに期待されてしまう。このとき「脱施設化」は、当事者とその家族が望んでいたかたちではなく、公費（施設運営費や社会保障費）を削減し、あわせて障害者を福祉商品の新たな消費者として迎えるという論理のもとに推進されることになる。

このような情勢のもとでは、障害者は、政府や自治体の財政状況に応じて、家族や地域社会から十分な支援を受けられる見込みがない状態で施設から追い出されたり、ある施設から別の施設へとたらい回しにされるなど、居住地を「臨機応変に」移転させられる危険性さえ生じてくる。

現代社会の規律権力は、一般社会の健常者や労働者のみならず、障害と病をもつ人々や、入所施設で暮らす人々に対してさえも、容赦なく、「フレキシブルであること」や「融通を利かせること」を迫る。もともとは当事者側の切実な要求をもとに構成された脱施設化の理念もまた、このようなかたちで統治技術に横領され、新たな生の統治のなかに組み込まれつつある。もはや私たちは、「脱出（エクソダス）」を原理とする自由と抵抗の論理から、いったん「脱出」すべき時に来ているといえる。脱出と可動性が解放の鍵となるというインプリケーションを念頭に置きつつも、その論理だけにとらわれるのではなく、別の自由の回路を拓くことが、いま必要とされているのだ。

4　滞留すること――場に根ざした集団性と潜勢力

新自由主義やポストフォーディズムによって称揚される「まやかしの自由」から距離をとり、別様の自己と社会のありようを想像するための手がかりはどこにあるのだろうか。動けないことや動かないこと、滞留すること、あえて留まること、こうしたことがらに新たな意味を見出すことは、いかにして可能だろうか。

まずは、「動かない／動けない」ことと「不-自由」であることを無条件に結びつけている、このつながりをいったん断ち切る必要がある。実際のところ、たとえどんなに緊密なシステムのなかに閉じ込められていても、従順な身体へと飼い慣らそうとする規律的制御――「主体化＝隷属化」の魔力――から一時避難することのできる時空間はある。

このことは、過去の歴史的事実のなかに、すでに断片的に示されている。再び強制収容所の事例を参照しよう。たとえばR・A・ラドフォード（Radford 1945）は、ドイツの捕虜収容所で被収容者が密かに行っていた「交易」という活動に着目し、この「交易」の場が収容所の内と外をつなぐ接点となっていたことや、そこでの取引のしくみが時を経るにつれ精巧化していったこと、それにともない「交易」のネットワークがより広範囲に展開していったことを、段階を追って跡づけている（Radford 1945：189–201）。

またE・コーゴン（Kogon 1974=2001）は、被収容者が仲間の生命を保護・救済するために行っていたインフォーマルな集団的活動に着目する。この活動に参与していた被収容者は、「防衛隊」と名乗り出て食料倉庫の夜間監視を自発的に行うなど、収容所の秩序維持に協力するかのようにみせかけつつ、活動範囲を巧妙に拡大していき、施設管理者の監視を実質的に無力化させ、強制労働の負担を軽減するための画策を行っていた。コーゴンの分析によれば、こうした集団的活動によってつくられる共同性が、収容所全体の生活状況を改善するに至ったケースもあるという（Kogon 1974=2001：348–370）。

ナチス政権下の強制収容所のような水ももらさぬ制度のなかでさえ、規律制御を回避し、それに抗う力を養うインフォーマルな集団性が存在していたことは、注目に値する。強制収容所のような空間ですら、このような可能性を本質的に除去しつくすことはできないのである。

これらの事例から、もうひとつ重要な示唆を得ることができる。すなわち、強制収容所および強制収容所的な近代社会を生き延びるためには、「プロミネント」になること——権力者に媚びを売り、仲間を裏切り、自分ひとりの生存維持のためだけに懸命になること——のほかにも、なしうる術があるという点である。

近代社会に関する理論のなかで、「主体」とは静態的なものとして把握されるべきものではなく、それが産出される過程（主体化）こそ問題化されるべきであることが強調されてきた。プロセスに照準することが必要ならば、従順な身体へと訓化される過程だけでなく、それとは逆方向のベクトル、すなわち規律制御を遠ざけようとする力の作用もまた、同時に問われるべきであろう。さらに、この対立するベクトルの線上とは異なる位相において、別の自律的な力の磁場が発現する可能性にも注意しておく必要があるだろう。ともあれ、このとき重要なのは、あらかじめ別の時空間を理念的に設定することによって（つまり、「脱出」や「移動」によって）解放を図るのではなく、「いま-ここ」に定位した時空間のなかで、「自由」の可能性／不可能性とその諸条件を探索し考察することである〈3〉。

かつて北条民雄（1951）は、ハンセン病療養所を舞台とする自伝的小説のなかで、社会的資源をすべて剝奪され、さらに病によって身体の諸機能さえ喪失した、単なる「いのちそのもの」となったハンセン病者たちの姿のなかに、人間の尊厳が消尽するところで始まる、新たな生の形式を見出

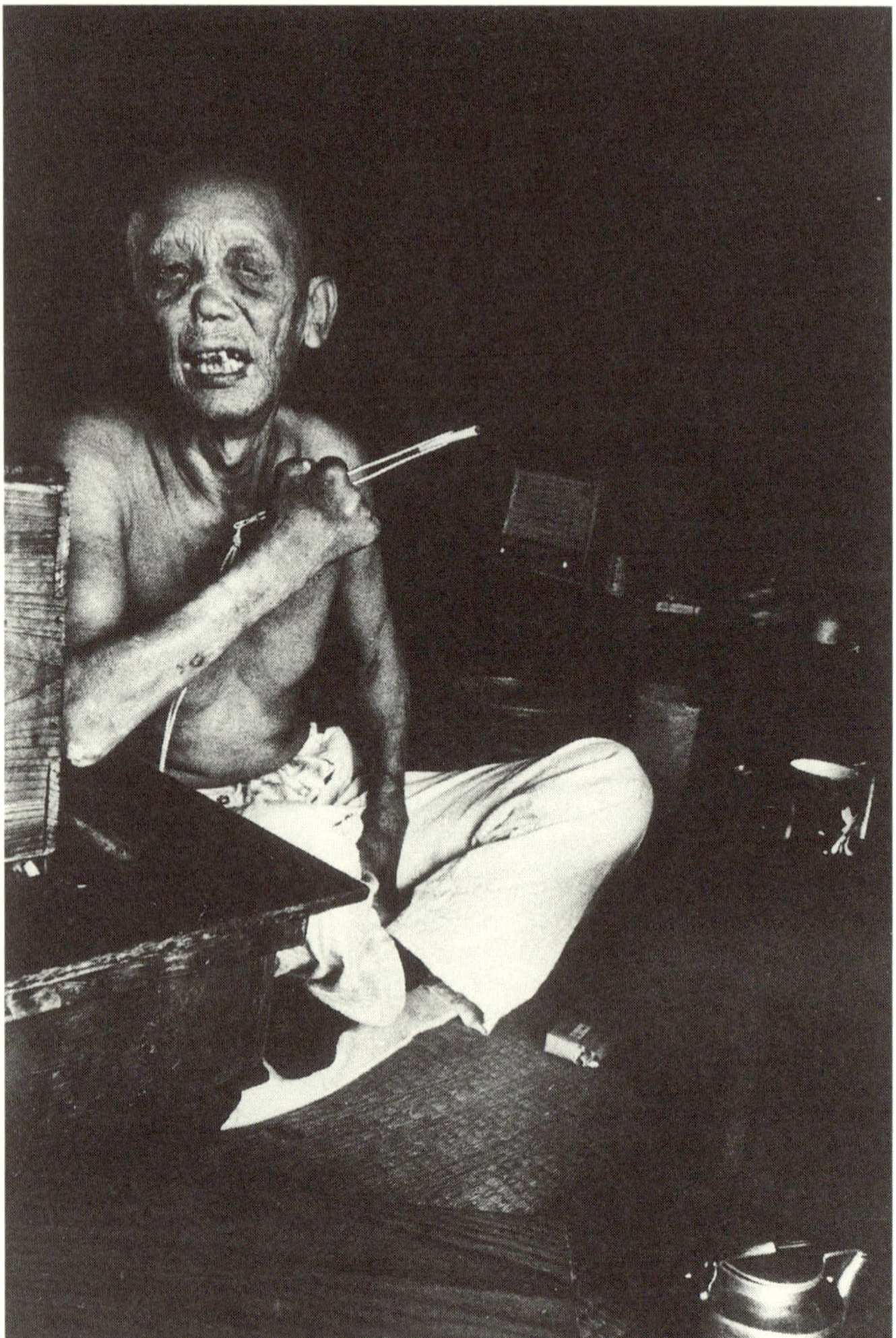

病で失った手指の機能を補うため，入所者はさまざまな道具を考案した。この男性が握っているのはピンセットを転用してつくられたもので，喫煙のさいに用いられた。

そうとしていた[4]。

アガンベン（Agamben 1995=2003）もまた、強制収容所に収容された抑留者の、外部からは「生きている」ことの価値内容を完全に剝奪されてしまっているようにしかみえない、すべてを剝ぎ取られた「ただの生」の地点から逆説的なかたちで湧き起こる、生きて在ることのひとつの純粋なポテンシャルをみようとしている。彼は、「ただの生」が無価値なものとして遺棄されぬよう、そこに「潜勢力」という概念を投入した[5]。この「潜勢力」という概念装置は、「動かない／動けない」人々による諸実践の意味を見定めようとするときにこそ、その真価を発揮するのではないだろうか。

ハンセン病者の集団的実践は、らい予防法に対する表面的な政治的効果だけをみると、どの試みも総じて敗北にみえてしまう。「結果」や「成果」という現勢力だけを追っていても、かれらの実践のもってきた意味はまったくみえてこない。歴史をめぐる語りにおいて「if」は禁句とされているが、あえてこのタブーを冒し、人々の実践がもっていた潜勢力を見定めることによってはじめて、かれらがいかなる「自由」のヴィジョンを描いていたかが明らかになる。ハンセン病者たちが、あるときは国家と正面対決するかたちで、あるときはシステムの間隙を突くようなかたちで営んできた、さまざまな諸実践の水脈を浮かび上がらせるためには、かれらが「何を実現しようとしていたのか」をくみとることが、どうしても必要なのだ。

要約しよう。「動かない／動けない」人々の諸実践とそこで培われてきた思想を、結果主義・成果主義的な価値基準に抗してたどりなおし、「自由」の可能性／不可能性をめぐる議論を再考すること。これが、ハンセン病者の集団的実践を通して考察すべき課題である。

第2章

留まる人々の「自由」

文化集団の拠点としての療養所

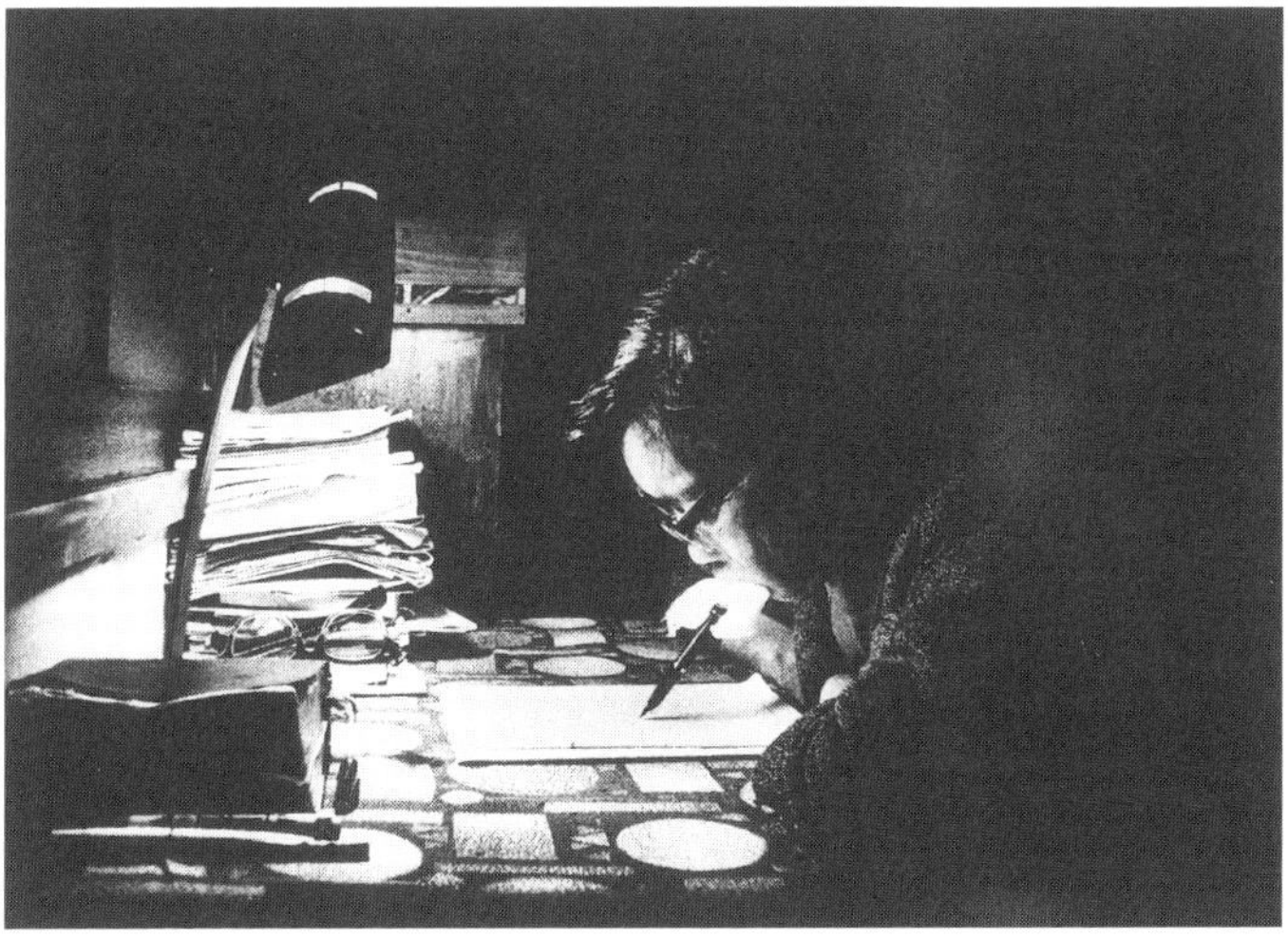

ハンセン病の後遺障害により両手を動かすことができないため，口にペンをくわえて創作活動に取り組む。

1　はじめに

本章は、国立ハンセン病療養所における文化的活動を事例として、不動性を強いられた人々や移動不可能な人々にとっての「自由」の可能性について考察することを目的とする。

らい予防法政策下の日本では、ハンセン病に罹患した患者はすべてハンセン病療養所に居住することが義務づけられていた。そこでは終生隔離が基本とされており、病が治癒した後も多くの人々が、ハンセン病療養所で生活することを余儀なくされた。かれらに「移動の自由」は認められていなかった。

ハンセン病療養所に居住することを強制された人々は、移動や脱出が許されない状況のなかで、みずからの「自由」の範域を押し広げるためのさまざまな試みを行ってきた。本章では、長島愛生園の入所者一三人（うち視覚障害者一二人）によって一九五三年に結成された「あおいとり楽団」の活動の軌跡をたどりつつ、その具体的な様相について明らかにしてみたい。

あおいとり楽団の出発点は、ハーモニカによる音楽演奏だった。しかし、活動を継続していくなかで、メンバーみずから作詞・作曲を行ったり、詩や随筆などの創作を行ったり、演劇や朗読に合わせて演奏したりするなど、その活動内容は多彩なものになっていった。かれらは、療養所内で絵画や演劇活動を行う人々とも親密なつながりをもつようになり、あおいとり楽団が音楽を奏でる場所は、音楽と演劇・文学・舞台芸術のコラボレーションの場となった。さらに着目すべきは、この楽団は、療養所内の医師や看護師、療養所外の一般の人々など、多数の非病者とのかかわりを深めつつ活動を展開している点である。かれらが音楽に取り組む姿は療養所の内外の非病者にも感銘を与え、光田健輔(1)や神谷美恵子(2)をはじめとする多くの人々が、楽譜の点字化や演奏会のマネージメント、楽器の提供やカンパなどさまざまなかたちでこの集団の活動に関与するようになった。あおいとり楽団が活動を展開する場は、複数の文化活動を横断的につなぐ結節点であったばかりではなく、病者と非病者をつなぐネットワークの拠点にもなっていたのである。

隔離収容施設の被収容者による集団的実践は、施設の暮らしに「適応」するための活動か、それに対して「抵抗」するための活動か、という二項対立的な図式のなかで、そのどちらかに属するものとして把握されてきた。ハンセン病療養所が事例となる場合、自治会や運動体など政治的組織を拠点とする集団的実践は隔離政策に対する「抵抗」として、それ以外の実践（文化的・宗教的活動など）は療養所生活への「適応」を促すものとして、その特質が位置づけられる傾向があった。つまり、当事者による集団的実践は、隔離する側の意図に沿うものであるか否かという観点に基づいて二分されてきたのである。

しかし、この「適応か抵抗か」という二者択一的な解釈枠組は、ときに曖昧さと非合理性をはらむ人間の行為の意味をすくいとれないことがある。たとえば、これから検討するあおいとり楽団の事例に引き寄せていうと、かれらの文化的活動は、入所者を療養所生活に適応させようとする制度側の呼びかけに応えるかたちではなく、創作への意志を共有しあう者たちのなかから自発的に形成された。かれらは、楽団を結成した当初は、たしかに、娯楽や慰安のようなものとして音楽活動を行っていた側面もあった。しかし、その音楽活動は、非病者との接点を増やしていく過程で、隔離政策やハンセン病差別などに対するラディカルな抵抗実践へと転位していく。

さらに、支配者側（この事例では療養所当局と療養所職員）からのこの楽団への援助も、入所者を療養所生活に適応させるという操作的かつ一面的な意図のもとに行われていたわけではない。たしかに、ハンセン病療養所の文化的活動を積極的に援助した支配者側の働きかけは、患者を療養所に留め置く結果を招いたかもしれない。こうした支配者側からの働きかけの背後には、援助を恩恵として強調することで、隔離政策に対する個人的抵抗である脱走や、集団的抵抗である暴動・運動などを封じ込めようとする目論見もあっただろう。しかし、「援助」という働きかけそのものは、両義的なもの――利己的あるいは政治的「戦略」と、利他的あるいは人間的「やさしさ」とが入り混じったもの――として把握する方が自然ではないだろうか。そうであるからこそ、療養所入所者たちはそれに応えて、さまざまな文化的活動を展開したように思える。

これまでの社会科学の分野におけるハンセン病研究は、病者に対する為政者側の統治と眼差しの論理を分析し、その作業を通じて隔離政策の不当性を明るみに出すことをひとつの使命としてきた。それゆえ、隔離政策のエージェント（執行人）となる療養所職員と、隔離政策の被害者であるハンセン病者との関係性は、敵対的であることが前提とされる傾向があった。しかし、両者の敵対性を暗黙の前提として設定してしまうと、必然的に、病者側の集団的実践のもつ意味は、「抵抗か服従か」という二者択一的な枠組のうちに収められてしまう。当事者による実践のもつ意味が、矮小化されてしまうのだ。ここで問題にしたいのは、施設側の援助を「戦略」として解釈することと、病者側の文化的実践を「適応」として解釈することが、即座に結びつけられている点である。このとき当事者側の実践は、戦略に「操られた」ものとして、過小評価されることになってしまうだろう。

この結びつきをほぐすための出発点として、療養所職員と入所者が敵対的関係にあるという前提をいったん留保しておく必要がある。実際、あおいとり楽団が活動を展開していく場面において、療養所職員と入所者の関係性は「支配-被支配」関係を越え出て、より複雑かつ錯綜した様相をみせている。以下、本章では、療養所職員と入所者の関係性を注視しながら、療養所内における文化的活動の展開過程を追ってみたい。

2　あおいとり楽団の結成——らい予防法闘争の混乱のなかで

本節ではまず、あおいとり楽団のリーダーであった近藤宏一氏〈3〉（以下敬称略）の語りに即して、この楽団の結成当時の様子と、活動の展開過程をみておきたい。近藤は全盲であるが、この楽団の指揮者であり、ハーモニカ奏者であり、かつ作曲者でもあった。クラシックから歌謡曲風のポピュラー音楽まで、幅広い作風の楽曲をバンドに提供している。さらに、詩人としての顔ももち、いまなお療養所の人々に語り継がれる多くのすぐれた詩を残している。

長島愛生園で青春時代を過ごした人々の多くが、近藤の影響を受けており、彼を敬慕している。とくに、演劇や芝居、音楽や文学などに関心のあった若者たちは、彼を師と仰ぎ、兄のように頼っていた。私があおいとり楽団のことを知ることになったのも、彼を尊敬してやまない数人の入所者から、さまざまな話を聞いたことがきっかけであった。

あおいとり楽団が結成された一九五三年は、らい予防法の改正をめぐって、全国の各療養所で壮絶な闘いが繰り広げられた年だった。光田健輔は国会の席で、らい予防法の改正に関して意見を求められたさい、今後もハンセン病者の隔離を継続するよう強く訴えていた。光田はその後、入所者から発言を訂正するよう求められたが、応じなかった。こうしたいきさつもあって、らい予防法闘争は、光田が園長として君臨する長島愛生園において、最も激しいものとなっていた。
あおいとり楽団結成当時の療養所の様子について、近藤は次のように語る。

「らい予防法闘争の頃は、園内中が熱くて、毎晩のように集会や議論が交わされ、それは日に日に激しさを増していきました。入園者は派閥に分かれて、保守、革新とレッテル貼りをしては、互いに中傷し、相手グループの動向を探ろうとして、一晩中床下に潜り込む人までいました。光田先生の胸像が壊され、会議の席上には暴漢がなだれ込み、夜道もぶっそうで歩けないぐらいでした。そんななかで、盲人は、邪魔者といいますか、まったく相手にされませんでした。私たちは完全に置き去りにされていました。」

近藤が視力を失って間もない頃のことである。彼自身もまた、闘争に参加していた多くの入所者と同じように、隔離政策の不当性がどこにあるかをすでに見抜いていた。視力と体力が残っていれば自分も闘いに参加できたかもしれないと思うと、無力感は強まるばかりだった。同様の思いを、ほかの視覚不自由者や四肢不自由者も抱えているようにみえた。
そんなある日のことである。不自由者棟で暮らす友人が、近藤の部屋を訪ねてきた。その友人は視覚不自由者の部屋を訪ねてまわり、希望者を募ってバンドを結成しようとしていた。音楽経験のある近藤に、指導者としてぜひとも入って欲しいと言う。近藤はあまり乗り気になれなかったが、とりあえず彼の話を最後まで聞くことにした。

「生きることに飢え、乾いていました。そんなときに、不自由者棟の仲間、飯より音楽が好きな連中が集まってきて、音楽をやろうと誘ってきたのです。予防法闘争からも足手まといにされ、無視され、このまま何もできないんじゃ、あまりにもみじめだと。政治や医学だけで、わしらのすべてが解決するだろうかと。わしら自身が楽しみを求め、よろこびを生み出す、そんなことができないものだろうかと。それは熱心に語ったんです。」

近藤は「無理だ」と思った。第一、楽器がない。目が見えないので、楽譜を読むこともできない。盲目、義足、松葉杖、そんな不自由な者だけが集まってどうやって楽団をやろうというのだろう。失明して不自由者棟に来てからは、もう何もしないでいようと決め込んできたので、話はいっそううつろであった。しかし、誘いにきた友人が部屋から去った後、彼はひとり立ち上がり、部屋の押入を開け、手前にある荷物を押しのけ、自分が持っている唯一の楽器を探し始めていた。

3　手探りの挑戦——瞼の裏に描く楽譜

近藤は、押入を開け、古いトランクをひっぱりだし、つかの間躊躇したが思い切ってそのフタを開け、手を差し入れてみた。入園時に父親がトランクの片隅にしのばせてくれた、ハーモニカがあった。

彼はしばらく考え込んだ。バンドをやるにしても、メンバーはみな、ハンセン病の後遺症で目が見えず、手指も失っているか萎えてしまっており、自由に動かすことができない。とくにこの場合、目が見えないということよりむしろ、健全な手指をもっていないというハンディの方がより深刻であり、いろいろな管楽器や弦楽器などは、どのように考えてみても使用不可能だった。

手指が使えなくても、目が見えなくても、ハーモニカならいけるかもしれない。しかし、約半数の者は顔面神経が冒されており、複音ハーモニカを吹くのでさえ唇のすみから息がもれてしまう。これは奏法と練習でカバーするしかないだろう。おちょぼ口で吹くのではなく、噛み付くように大きくくわえて、舌先を少し左によせ吹き口にあてがうという、ハーモニカ独奏のひとつのテクニックを採用すれば何とかなるかもしれない。これを習得することにより、かなり息もれが防げるはずである。

「私たちには、このハーモニカとこの方法以外には何もないですからね。結局、体が楽器を選んだわけです。」

翌日、楽団をやろうという誘いに乗った一二人が、待ち合わせ場所に集まっていた。共産党員から敬虔なクリスチャンまで、さまざまな人が集まっていた。激しい派閥争いが繰り広げられていた療養所のなかで、それは少し不思議な光景だった。全員に共通していたのは、音楽が好きということ、ただそれだけであった。目が見えない人がほとんどだったので、まずはメンバー確認のため、それぞれが自己紹介をすることになった。みな、自分の順番が来ると、面白可笑しく自己紹介をした。誰かが名乗りをあげるたび、拍手が起き、爆笑が沸く。合いの手や野次が飛び交う。かれらの声には張りがあり、語り口ははつらつとしていた。

故郷と家族から引き離され、病によって視力をも失ってしまった人々ばかりである。悲しみだけを過去にもつかれらに、どうしてこのような明るさが秘められていたのだろう。昨晩までは、楽団を結成することにためらいを感じていた近藤であったが、いつの間にか、その場にある強い力に引き込まれていた。

ハーモニカを用いるという近藤の提案に、みな賛成だった。目が見える若者がひとりいたので、彼にはギターを担当してもらうことにした。そう決まったら、何とかして楽器を調達しなくてはならない。始まったばかりの楽団なので、活動資金も活動の実績もないが、楽器だけはどうしても必要である。当時、療養所内の園内作業によって得ることのできる賃金は、一般社会の一〇分の一程度だった。したがって、ハーモニカといえども入所者にとってはかなり高価なものだった。かれらは園内作業の二、三ヵ月分の給与をはたいて、ようやく人数分のハーモニカとギターを揃えることができた。

あとは、ドラムである。ドラムがあれば、楽曲に幅が出る。足首が丈夫な人がひとりいたので、彼にドラムを担当してもらうことにしたが、肝心の楽器が入手できない。ドラムはほかの楽器よりずっと高額なので、メンバー全員がお金を出しあっても、到底手の届くものではなかった。

太平洋戦争の頃、戦意高揚のため園内で使用されていたドラムを誰かが思いだした。それを倉庫の隅から引っ張り出してみたが、肝心の皮がすべて破れている。もちろん皮を買うことなどできない。砂糖袋で代用することにした。配食所から砂糖袋をもらってきて、糸をほどき、一枚の布にする。それを丁寧にドラムに張り合わせてみたが、音が出ない。布に油を塗って、天日で乾かすという方法を思いついた。しかし、油を買うこともできない。配食されたおかずの豚肉のなかから脂身だけをとっておき、それをフライパンで炒めて油をとった。油を塗っては乾かすのを繰り返すと、みごとにスネアドラムの響きを生み出すことができた。スティックは使い古しの盲杖、シンバルは鍋蓋、ドラムペダルはカマボコ板を利用した。

「廃物利用の極み、それは滑稽な姿だったでしょう。壊れては修理を繰り返し、工夫を重ね、少しでもよい音に近づけていきました。このドラムというのがまた、頻繁にゴキブリに襲われる。砂糖袋に豚脂、そんな生い立ちがたたったのですな。それでも私たちは、愛嬌愛嬌と笑いながら、この廃物寄せ集めのドラムを、こよなく愛していました。」

これでひとまず、楽器は揃った。次に問題となるのは、楽譜である。音楽の知識があるのは、近藤ただひとりである。ほかのメンバーは、音楽を聴くのは好きだったが、楽典の基礎をまったく知らなかった。さらに、楽団のメンバーのほとんど全員、目が見えない。当時はモノ不足だったし、楽団の活動資金もゼロなので、点字楽譜も入手できない。全員が楽譜を理解し、演奏できるようになるには、どうすればいいのか。

近藤はメロディをすべて「ドレミファソラシド」に書き換え、これを口伝えにメンバーのひとりひとりに教えていく方法をとった。一曲のうちの四小節ずつをひとくぎりにして、みなでドレミで合唱し、全員がそれを記憶するまで何度も繰り返す。そして、完全に記憶したという確信がもてるようになってから、はじめてハーモニカを持たせて、各自に練習させる。時間と手間がかかるが、この方法しかなかった。楽団のメンバーは自分のパートのメロディを覚えるために、練習がある日もない日も、いつもドレミを口ずさんでいた。

練習場所を確保することもまた、ひと苦労だった。らい予防法闘争の騒乱のさなかで、自治会の窓口は閉鎖しており、団体届を提出することができなかった。認可を受けることができなければ、練習のために必要な一定の広さのあるスペースを確保することは困難になる。

どんな狭いところでも、どのような不便な場所でも、雨露をしのぐことさえできれば、そこを借りるしかない。あおいとり楽団の一二人は、毎日毎日、練習できる場所を求めて療養所内を歩き続けた。たとえば、入浴日でない日の浴場の脱衣室や、作業場の倉庫の片隅、宗教団体が追悼法要を終えた後の礼拝堂などが、かれらの拠り所となった。治療のない日の外科治療室を借りたこともあった。

空き部屋を求めて、毎日のように、盲杖をつき、一列縦隊になって、園内を歩いた。ハーモニカをポケットに入れ、折りたたみの椅子を抱え、舗装されていない園内の道を埃まみれになって歩いた。歩きながら、一二人はいつも、練習中の楽譜を口ずさんでいた。

練習場所を求めて歩き続けた日々について、近藤は次のような詩を遺している。その一部を引用する。

風が吹いている
風の中をぼくらは歩いていく

……（中略）……

広場の集会所はだめだった
海辺の娯楽室もだめだった
波うちぎわから坂道をのぼり
あとは丘の上の礼拝堂がただひとつ

かすかに灯火が見える
ぼくらは思っている
そこがぼくらの今宵の住み家であるように
ぼくらの心が躍動する世界であるように
ぼくらは歩いていく
黙って黙って歩いていく

風の中を歩いていく

建ちゃん
指のないその手にハーモニカは持てるか
いや　持たねばならない
その唇にドレミは唄えるか
いや　唄わねばならない
外には風が吹いている
外を吹く風は冷たい木枯らしだ
木枯らしは萎えた手の皮膚をいため足のひびわれに血をにじませる
そして　ぼくらにはぼくらの風が吹いている

ああ　ぼくらの心を吹く風よ

（「風の中を歩いていく」より一部抜粋）

近藤は、あおいとり楽団の練習風景を題材とした詩も書いている。続けて、一部を引用する。

それは決して冷たくない
建ちゃん
指のないその手にハーモニカは持てるか
いや　持たねばならない
その唇にドレミは唄えるか
いや　唄わねばならない
たっちゃんもおなじだ
弘も　五郎もみんなおなじだ

……（中略）……

みんなはいま邪魔ものを払いのけるようにして
自分の楽譜を脳裏に刻みつけている
それは　ぼくらの心の中を吹く風だ

……（中略）……

生かされてきた昨日
生きぬこうとする明日へ
建ちゃん
ためらうな　おじけるな

窓にはもう月が昇ったであろう
外には風が吹いている
ぼくらにはぼくらの風が吹いている
もうみんな覚えたであろう
はじめて生みだすぼくらの歌
みんなで一緒に風の中へそれを流し出すのだ
さあ　用意はいいか　スタートだ

（「ぼくらの風」より一部抜粋）

ここには、社会の最深部を這って、這って進むときにこそ出会うことのできる、仄かなきらめきがある。

まだ患者への生活保障もない時代、結成されたばかりの楽団で、患者ひとりひとりが人間として生きるための手探りの挑戦を始めていた。

4 「場」をつくる——あおいとり楽団と療養所の若者たち

毎日のように集まって、ねばり強く練習を続けていたある日のことである。長島愛生園の盲人会から、新年の総会の席上で演奏してくれないかと依頼を受けた。持ち時間は二〇分なので、最低でも五曲を用意しなくてはならない。一曲を仕上げるのにもかなりの時間がかかるのに、五曲は難しいのではないか。そう思いつつも、ほかのメンバーの「やろう」という声に背中を押されて、近藤はこれを引き受けることにした。練習にさらに熱が入った。そして、一ヵ月のあいだ毎日六時間以上もの練習をして、ようやく五曲を揃えることができた。

あおいとり楽団が人前で演奏をするのは、これがはじめてだった。少々間違えても、不恰好でも、思い切り演奏しようと申し合わせて、本番に臨んだ。演奏を終えると、会場は拍手と歓声で割れんばかりとなり、よくやったという驚きの声とアンコールでいっぱいになった。この成功を機に、あおいとり楽団の活動は園内中に知れわたることになる。園内での催事や祭り、精神病棟や不自由者棟への慰問など、さまざまなところから演奏の依頼が来るようになった。こうした活動を通じて、盲人会の一団体として認可され、園内の集会所を練習場所として使用することができるようになった。

　楽団の練習場所には、さまざまな人が出入りするようになった。そのなかには、盲人会の人や不自由者棟の患者だけでなく、軽症の患者や園内の若者たちもいた。とくに若者たちは、毎日のように練習場所を訪ね、楽団のメンバーから音楽の手ほどきを受けたり、楽譜の点訳などの手伝いをしたりしていた。

　全国の国立ハンセン病療養所のうち、高等学校を有する療養所は長島愛生園のみだった。そのため愛生園には、全国各地の療養所から、高校入学のために一〇代の若者が集まっていた。かれらは、隔絶の孤島に閉じ込められ、将来への明るい希望をもつこともできず、さびしさと絶望のなかで毎日を過ごしていた。近藤は、楽団に出入りする若者たちに、時間をみつけては音楽や文学の話をもちかけ、自分たちでそれをやってみるように勧めた。また、若者たちをあおいとり楽団のヴォーカルとして招き入れたり、演劇や絵画に取り組む若者たちとコラボレーションを行ったりした。当時、長島愛生園の高校生だったある人は、あおいとり楽団とのかかわりを次のように語っている。

「近藤さんが言ったの。『俺たちは被害者だけど、敗北者ではない』って。この言葉はいまでもよく憶えているよ。一緒にいろいろなことをやったのよ。僕たち若いのは近藤さんにくっついて、音楽のことやいろいろなことを教えてもらった。近藤さんが詩をつくり、曲を書くでしょ。そうすると『ちょっと朗読してみないか』と言われたりしたんで、近藤さんのハーモニカに合わせて詩を朗読したりね。その頃僕は芝居も始めてたから、声はよく出てたのよ。（中略）長島に行って、『あおいとり』や近藤さんと出会ったことは、僕の大事な財産なんだ。いまでも僕にとって、物の考え方の基本は、あの頃の経験にあるの。」

自分たち自身の手で生きるよろこびを創り出すことが、あおいとり楽団の出発点にあった。やがて、かれらの活動は楽団のメンバーにとってだけでなく、絶望し孤独に苦しむ療養所の若者たちにとっても、生きる支えを模索する重要な「場」となった。あおいとり楽団は、活動を展開する過程で療養所のなかにこのような場をつくりだし、他者に希望を与える存在へと変容していったのである。

5 厚い壁を越えて――療養所の内外での活動

あおいとり楽団は、前節で述べた園内での初公演（一九五四年）を契機として、次々と活動の場を広げていった。園内での公演を重ねていくうちに、看護師や療養所職員のコーラスなども加わり、瞬く間に人気のバンドとなった。また、かれらは演奏や活動内容を録音したテープを療養所の外へと送り、園外との交流も図っていた。かれらが大切にしてきた療養所の内外の非病者との関係は、後に、楽団が療養所外で活動を展開するきっかけにもなった。本節では、病者と非病者の関係性、すなわち、あおいとり楽団と、療養所の職員や療養所外の人々の関係性をみながら、かれらの活動の軌跡をたどってみたい。

光田健輔の別の顔

あおいとり楽団のメンバーは、ハンセン病者に対する絶対的権力者として君臨した光田健輔と、独特の関係を築いている。かれらは、園内での初公演の翌年（一九五五年）に、光田を招いて演奏会を開いた。光田は、演奏が始まる前から、舞台にセッティングされた楽器をひとつひとつ手にとっては、じっと眺めていたそうである。あおいとり楽団はこの時期もまだ、自作の廃物寄せ集めのドラムを使用しており、そのユニークな姿は公演のたびに人々の注目の的となっていた。光田は、舞台中央に据えられた滑稽なドラムに近づいて、ドラムペダル代わりのカマボコ板や、シンバルの代わりに使っていた鍋蓋を、自分でたたく仕草をしては、肩を揺らして笑っていた。会場にいた人や楽団のメンバーも、一緒になって笑った。

光田健輔は、絶対隔離を強固に推進した代表人物として知られている。国や県のとった政策がひとつひとつ検証され、らい予防法の不当性が明らかになった現在では、ハンセン病者に悲惨を強いた人物として糾弾されることが多い。たしかに、日本で隔離政策が頑迷に維持されてきたのは、光田の意志と行動によるところが大きい。彼の言動が原因となって、戦後も隔離政策が維持されることになったし、病者への差別も根強いものになってしまった。彼の選択した行動が、現在に続くハンセン病者差別の元凶になってしまったことは間違いないだろう。

しかし、ハンセン病療養所で聞き取り調査をすすめていると、いまなお光田を尊敬し、彼に恩義を感じている入所者にたびたび出会う。かれらは、隔離政策の不当性が明らかになった現在もなお、光田を信じ続けている。こうした人々の感情を、「騙されている」ものとして一面的に解釈することはできない。かれらは、簡単に人に騙されてしまうほど鈍感でも無知でもない。むしろ、光田の言動のなかに両義性がはらまれていたと考える方が自然であろう。

光田は、収容されてきた患者を診察しながら、その病状の酷さや、迫害されすっかり人を恐れるようになってしまった姿を見て、涙を流していたこともあったという。また、近藤の友人の日記には、光田が患者に繰り返し語っていたこととして、次の言葉が残されていた。

「指がまがっても食物をかきよせるだけの動物になるな。人間の魂を開墾する鍬を握れ。心の手は使えば伸びる。」

光田が園内での文化的活動を推奨したのは、たしかに、施設管理を円滑にするという目的があってのことだっただろう。しかし、ただそれだけともいいきれないような両義性——政治的「戦略」と、それと対極的なところにある人間的「やさしさ」——を、彼の言動のなかに確認することができる。右の言葉は命令調であるものの、語られている内容は、隔離政策を維持するためだけに発せられたとは思えないものである。実際彼は、文芸を志す患者を支援するさいに、私費を投じたことも少なからずあったという。

光田は普段、あまり口数は多くはなく、愛想もよい方ではなかった。ボソボソとした口調で話をするため、話しかけられた患者は、彼の言葉を聞き取ることさえできないことがあった。あおいとり楽団のメンバーも、この演奏会のときに光田から励ましの言葉をもらったが、明瞭に聞き取ることができなかったそうである。

後日、楽団のメンバーを驚かせるような出来事が起きた。ある日、何の前触れもなく突然に、新品のドラムセット一式が楽団のもとに届いたのである。贈り主は光田だった。それからほどなくして、光田は亡くなった。近藤は、光田への感謝を込めて、「園長さん」という楽曲を創っている。

神谷美恵子とあおいとり楽団

神谷美恵子は、一九五七年から一九五八年までの一年間を調査研究のため、その後の一九五九年から一九七四年までの一五年間を精神科の勤務医として、長島愛生園で過ごしている。彼女はこの期間中に、あおいとり楽団との交流を深めている。

この楽団と出会う前の神谷は、ハンセン病療養所で暮らす患者が「どのような心境にあるのかを知りたい」とつねづね考えており、調査期間の一年間に、患者に対する面接調査や文章完成テスト等の諸心理テスト、統計やアンケートなどさまざまな手法を駆使して患者の精神世界に接近することを試みていた。

そこで調査結果として彼女が目にしたのは、耐えがたい苦しみや悲しみ、身を切られるような孤独とさびしさ、はてしもない虚無と倦怠、そうしたものに押しつぶされ無気力に日々を送る「生きがい喪失者」としての患者の姿だった。療養所を「人生の墓場」「無期刑務所」「収容所」と形容する患者の言葉に、彼女は少なからぬ衝撃を受けた。

その一年間の調査結果は、いちおう、論文としてまとめられた（神谷 1959）。しかし、患者の苦悩を論文のかたちで整理したところで、現実が変わるわけではない。論文を書き終えた後、彼女は次のように述べている。

論文はできたが、そこには血が通っていない。右の調査（愛生園での一年間の調査―引用者注）を通じて、病気の比較的軽い人たちが「生きがいがない」という内容の言葉を多く口にし、筆にしていたことが何よりも私を考え込ませた。（中略）医療をはじめとして、衣・食・住を国家の手で保障されていても、人間は、「ただ生きている」ことの空虚さに耐えられるものではない。（神谷 1979：3）

その後、神谷は精神科の勤務医として長島愛生園に赴任することを決めた。彼女は、患者の苦悩を自分の苦悩として受け止め、かれらの精神的苦痛を少しでも和らげるためにさまざまな手を尽くした。そうした彼女の存在が、多くの入所者にとって大きな救いとなったことは想像に難くない。さらに神谷は、診察を通じて個別の患者に救いを与えるだけでなく、患者の苦悩の根本的なところにあるもの——生きがい喪失の問題——についても考え続けていた。

そんなある日のことである。診察を終えて、園内を精神病棟の看護師長と散歩しているときのことだった。どこからか、「月の砂漠」のメロディが朗々と響いてくる。ラジオではなく、生演奏のようだ。不思議に思って看護師長に尋ねると、最近園内で結成された「あおいとり」という名のバンドが、練習をしているとのことだった。音楽が聞こえてくる建物に近づき、バンドの練習風景をそっと窓から覗いた神谷は、驚きで言葉を失いその場に立ちつくした。軽症の患者ではなく、失明し手足も不自由な患者たちが、演奏をしていたからだ。そこにはただ熱気があるのみで、悲壮感はなかった。かれらの奏でる音楽は明るく、希望に満ちていた。

コンダクターの近藤宏一さんも眼が見えないらしいが、力づよく棒をふっている。ドラムの音とあいまって全員リズムをあわせ一心不乱にハーモニカを吹き、少ないほかの楽器を鳴らしている人もいた。それにしても楽譜はどうしているのか。おどろきの余り、私はじっと立ちつくした。曲の合間には明るい笑い声がきこえる。これ以来、私は心の中で「あおいとり」のシンパになった。（神谷 1979：4）。

同じ条件のなかにいても、ある人は生きがいが感じられなくて悩み、ある人は生きるよろこびにあふれている。この違いはどこから来るのか——長いこと、生きがいを喪失した患者の姿に頭を悩ませてきた神谷は、このときを契機に、生きがいを再び獲得することやつくりだすこと、さらに、それを可能にする条件を探索することへと関心を広げることになった。そして、実際にあおいとり楽団の「シンパ」となった神谷は、楽器の寄贈などさまざまな援助を行いながら、この楽団との交流を深めていく。やがて、長島愛生園での彼女の問題関心の深まりと広がりは、後年の著作『生きがいについて』のなかに結実することになった。あおいとり楽団は、非病者からの援助を受ける存在であったばかりではなく、創作活動を行う者の思考を触発する存在でもあったのだ。

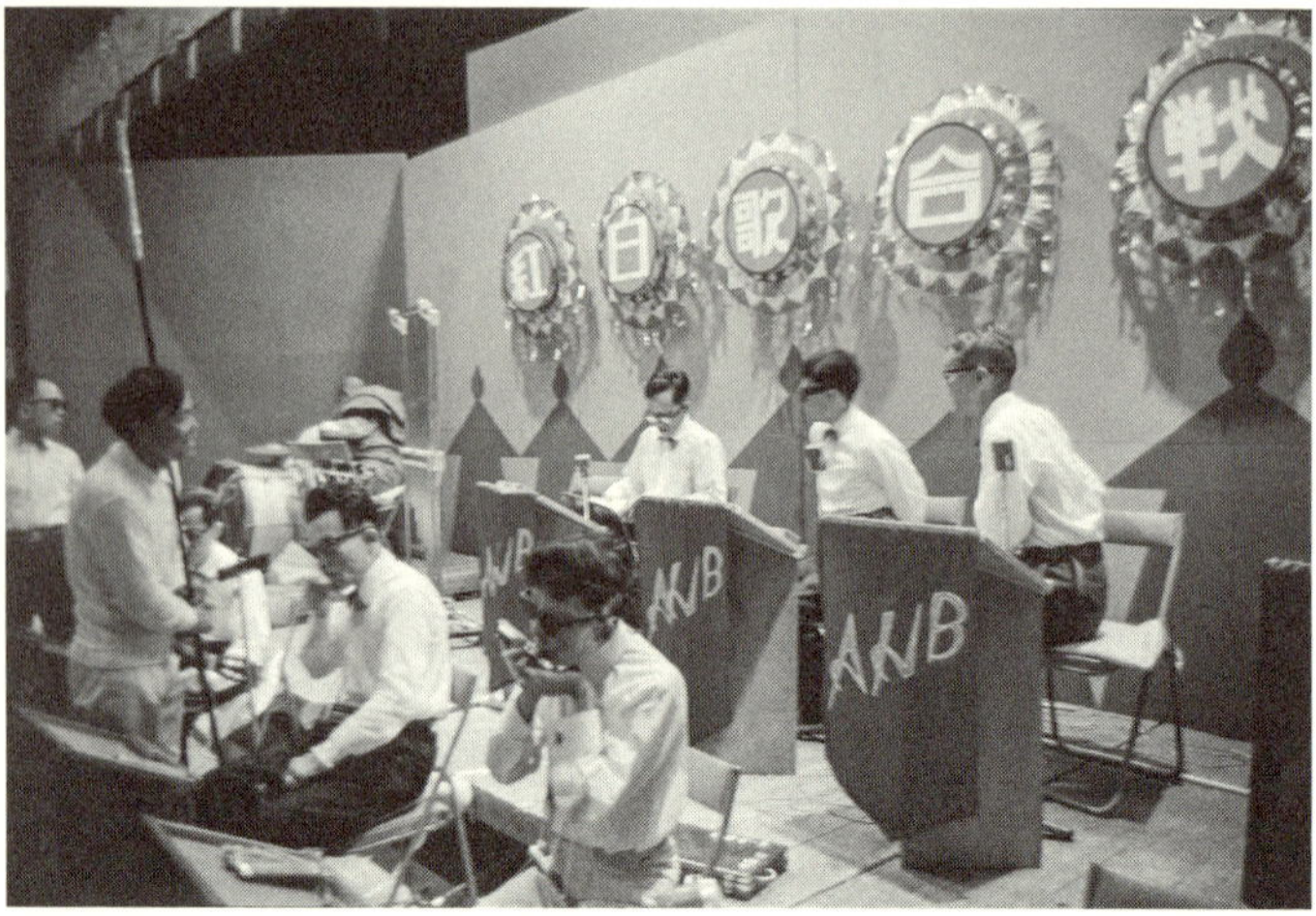

公演の幕開けを待つあおいとり楽団。

療養所の外へ

あおいとり楽団は、療養所内の職員や、療養所外の友人からの支援を受けて、全国各地で活動を展開していくことになった。当初は交流を目的とする活動が主であったが、やがて園外での公演が実現することになった。かれらの活動の主なものについて、年表のかたちで整理すると左上のようになる。

この年表をみても明らかなように、あおいとり楽団は、隔離政策がまだ続けられていた時代に療養所の外で何度も演奏会に招待されている。長島愛生園は、全国の療養所のなかでもとくに、患者の外出に関する管理が厳しかったところである。さらに、施設管理者のみならず、患者のなかにも、あおいとり楽団が園外で活動することに対して批判的な人がいた。一部の患者は、あおいとり楽団

1954年	「盲人会新春総会」（長島愛生園内）で初公演
1963年	アメリカのカービル療養所に録音テープを送り，交流を図る。録音テープは神谷美恵子の手に託された。
1964年	大阪府茨木病院（精神科病棟）に録音テープを送る。この後，録音テープによる文通が継続していく。この過程で，茨木病院訪問の提案が出る。
1967年	「茨木病院訪問演奏会」大阪府茨木市総持寺茨木病院内広場
1968年	「らいを聴く夕べ」大阪市森之宮府立厚生会館文化ホール（主催：FIWC関西）
1970年	「らいを正しく理解する集い」岡山市岡山市民会館（主催：藤楓協会）
1972年	「あおいとり楽団の演奏と山田無文老師を聴く夕べ」大阪道頓堀朝日座，京都市岡崎京都会館大ホール（主催：念ずれば花ひらく会）
1974年	「あすに生きる希望演奏会」名古屋市名古屋市民会館（主催：社会福祉法人　名古屋ライトハウス）
1975年	「愛と希望の音楽会」東京都有楽町第一生命ホール（主催：念ずれば花ひらく会）

の園外公演を「猿芝居」「見世物興行」だと揶揄した。

こうした状況下で、あおいとり楽団を療養所の外の世界へとつなぐ役割を果たしたのが、長島愛生園の医師や看護師たちであった。一九六七年の「茨木病院訪問演奏会」は、愛生園から茨木病院に転勤したあるひとりの医師が、かれらを招待することによって実現したものだった。この演奏会は、あおいとり楽団にとってはじめての園外公演となり、その後の活動へとつながる重要な一歩となった。

翌年の一九六八年には、大阪で演奏会を行っている。これは、ＦＩＷＣ関西（フレンズ国際労働キャンプ）の主催によって実行された演奏会だった。その後の一九七二年と一九七五年の演奏会は、「念ずれば花ひらく会」が主催になっている。この会は、ハンセン病問題に関心をもち、愛生園に足を運ぶうちに近藤と親しくなったひとりの主婦が始めたものである。大阪在住の主婦数名によって結成された小さな会であるが、彼女たちはあおいとり楽団と深くかかわり、かれらの園外活動を支援し続けた。

ＦＩＷＣや「念ずれば花ひらく会」のように、療養所の外から活動を支える人々だけでなく、療養所のなかで日常的にあおいとり楽団とともに過ごし、かれらを支え続けた人もいた。当時の看護師長だった上田政子さんは、あおいとり楽団のマネージャーとして、長年にわたってかれらの活動をサポートしている。外出規制の厳しかった療養所で、医師や園長などに対する説得に当たり、楽団の園外公演に向けて地道な援助を行っていた。彼女は、入所者自身による音楽活動を、虐げられた人々の自己肯定の手段としてのみならず、療養所職員と入所者を結ぶ手段として、さらに、療養所の内と外をつなぐ手段として生かすべく、園外公演への道筋をつけた。

それでは、あおいとり楽団の奏者たち自身にとって、療養所の外での活動はどのような意味をもっていたのだろうか。近藤は、園外での活動を始めた当初は「私たちの演奏は純粋な音楽的欲求から発するものであって、それ以外のことは考えない」と決めていた。しかし、各地で公演を行っていくうちに、自分たちの活動に対する意識を変えざるをえなくなった。というのも、ハンセン病特有の後遺症をもつかれらは、演奏会場に向かうまでの道中の食堂や休憩所などで、冷たい眼差しにさらされることがしばしばあったからである。また、公演のため各地に宿泊するさいに、旅館や諸施設から宿泊拒否をつきつけられ、車中泊を余儀なくされたこともたびたびあった。こうした経験

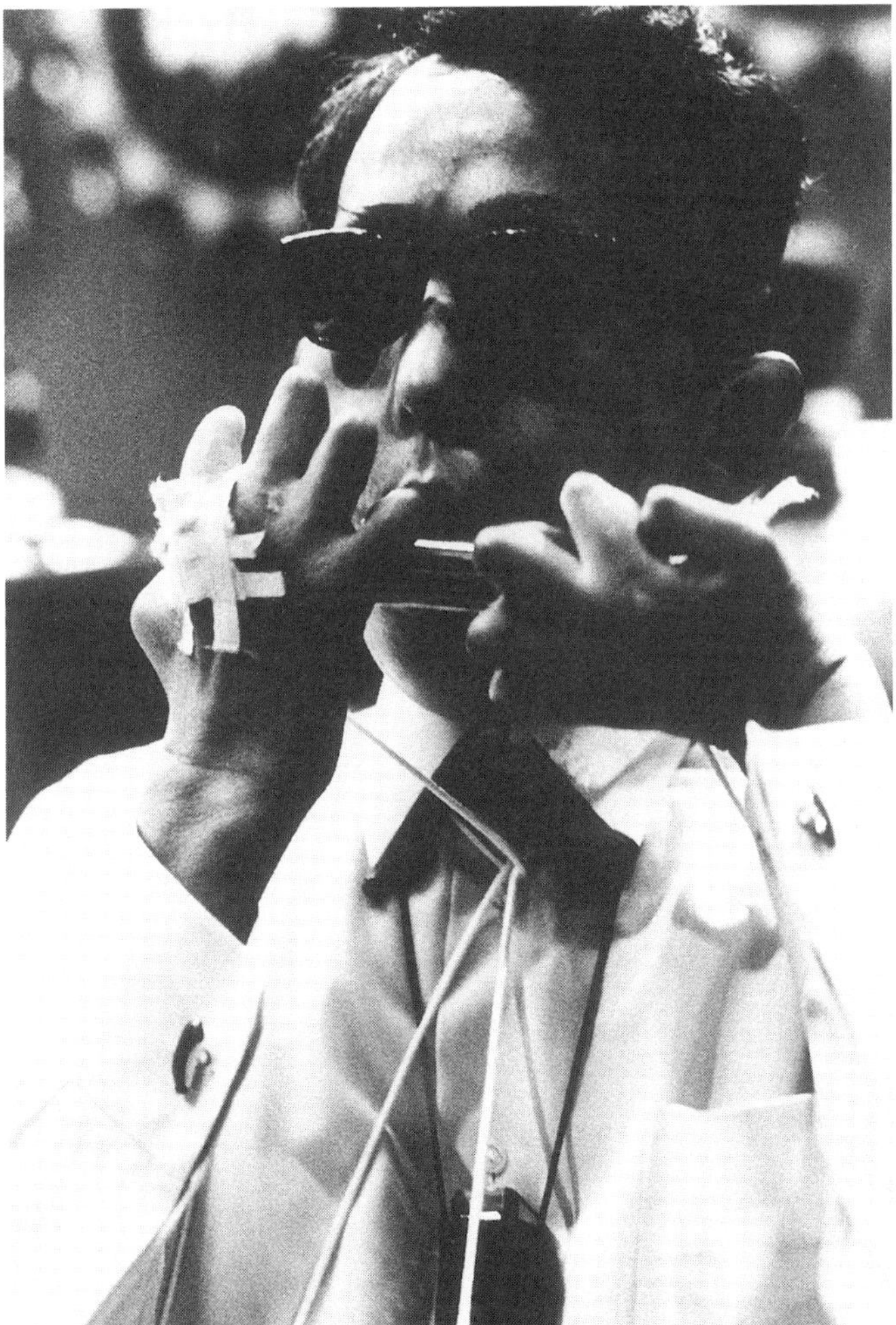

あおいとり楽団の奏者。

を経てかれらは「私たちが好むと好まざるとにかかわらず、私たちが外に出る限りハンセン病への偏見という問題を避けることはできない」ことを肌で感じることになり、「音楽活動を通じて、一般社会にハンセン病に対する正しい理解を求めていくこと」を、みずからに課された使命として受け止めるようになった。

このような意識の変化はあったものの、あおいとり楽団の活動の基本はつねに、自分たちの音楽の完成度や芸術性を高めることにあった。作品に対する厳しさゆえに、長時間の練習で唇が破れ、ハーモニカが血で染まることも珍しくなかった。名古屋での演奏会の後、奏者のひとりは次のような感想を述べている。

> 集まった人々のなかから、すすり泣きの声さえ聞こえました。けれども、それは目がみえないのに、よくこれほどにというのが中身だったと思います。しかし、目が見えないから、手が悪いから、不自由だからと、かりに聴いて下さる人々が私たちの音楽を評価して聴いてくださったとしても、それで良いのでしょうか。（中略）この口唇にハーモニカがくわえられる限り、そのハーモニカが持つ限界にまで到達できないはずは絶対にないのです。（『点字愛生』号数不明、「名古屋演奏会の感想」より）

あおいとり楽団の奏者にとって、単なる慰安や娯楽としての音楽は意味をなさなかった。かれらにとって音楽は、療養所の外に出るための「手段」でもなかったし、みずからが置かれた社会的状況を訴えるための「道具」でもなかった。かれらは「ハンセン病」というカテゴリーを特化させるのではなく、かといってそれを押さえ込み無化してしまうのでもなく、作品の完成度を追求するなかでおのずとにじみでるひとつのテーマとして、あるいは、みずからを創作へと駆り立てる原動力として、それを把握していた。かれらは、個々の作品の芸術性と完成度を高めることを通じて、奏者ひとりひとりの実存をその深みから引き出し表現しあうことを、何よりも重視してきたのである。

あおいとり楽団の創作活動は、「闘争」から排除された人々による闘争だった。しかしこの闘争には、一切の告発も糾弾も含まれていない。かれらの作品は、非病者である私たち――不作為によって隔離政策を支持してしまった人々――をも歓待し、「被害者」という枠に回収しえないかれらの生の事実に感応することを促す。この懐の深さゆえに、かれらの闘争は療養所の内外を問わず多くの人々の支持を得て、暗闇のなかからひとすじの光を発し続けることが可能になったのではないだろうか。

6 おわりに——留まる人々の「自由」

本章では、不動性を強いられた状況のなかでの「自由」の可能性を、あおいとり楽団の事例を通して探索してきた。かれらの活動は、視覚障害という身体の「不自由」と、隔離政策という社会的「不自由」との、二重の不自由さを超克するような側面をもっていた。

あおいとり楽団のメンバーは、表現と創作を強く希求する生の必然性に突き動かされて音楽を始めていた。かれらの音楽活動は、公的な後ろ盾のない状態のもと、数人の奏者の強い創作意欲と、限られた資源のブリコラージュによって誕生した。そして、かれらが活動を行う場所は、楽団のメンバーにとってだけでなく、絶望し孤独に苦しむ療養所の若者たちにとっても、生きる支えを模索する重要な場となっていた。さらに後年、かれらは療養所内だけでなく、療養所の外の世界とのつながりをもつことになった。かれらは、ハンセン病者を忘却しようとする時代の流れに抗して、療養所の外の世界に演奏会というかたちで「現れ」を確保し、らい予防法の犠牲となったみずからの身体と、その法の不当性を告げるメッセージを人々の前に差し出し続けた。その意味においてかれらの活動は、隔離政策やハンセン病差別に対峙する抵抗実践としての意味ももっていたといえる。

あおいとり楽団の実践の軌跡からは、病者と非病者の独特の関係性もみえてくる。この楽団に対する療養所職員の働きかけは、病者の療養所内への「囲い込み」を志向するものではなく、むしろ、療養所の外への回路をつくる援助が主となっていた。病者であるあおいとり楽団の側も、単に、非病者の力を借りるだけの存在ではなかった。たとえば、神谷美恵子があおいとり楽団の活動から創作の示唆を受けたり、重篤な神経症から回復したある療養所職員が「私はこの人たちによって救われた」と端的に述べているように、非病者が病者によって癒され、触発され、力を与えられるという局面もあった。そこには、支配と被支配、抑圧と抵抗、能動と受動といった、二項対立的な枠組ではとらえることのできない、複雑かつ錯綜した関係性があった。

この錯綜した関係性のなかでこそ、「移動可能な者（非病者）」と「移動不可能な者（病者）」の力の交換が可能になったとも考えられる。この「力の交換」を通して、不動性を強いられた病者たちは、自分たちの生がどのようなものでありうるのか、自分たちの身体が何をなしうるのか、その可能性を少しでも押し広げるためのひたむきな営為を続けてきた。かれらは、こうした実践を蓄積していくことによって、ハンセン病者に押しつけられた「陰惨さ」とは別種の生き方と、それを可能にする別種の時間・空間をつくりあげていたのである。

移動可能な者によって運ばれてくる力を、みずからのうちに折り畳み、それによって、自己と周囲の人々の生を豊饒化させること。この「生の豊饒化」は、奪われた生の形式を取り戻すこと、あるいは、押しつけられた単一の生の形式を複数化すること、といいかえることができる。

第1章で検討したように、現代社会における規律権力は、人々の生の形式を脆弱化させる方向で作動している。そうであるならば、療養所の若者たちが成し遂げたこと――外の力をみずからのうちに折り畳み、新たな生の形式をつくりあげ、それを複数化し定着させること――は、現代社会の私たちにとっても、これまでとは別のかたちの「自由」を構想しそれを生きていくための指針になるのではないだろうか。

それぞれの現場のなかで、「力の交換」の諸相を跡づけていくこと、そして、「留まる人々」の潜勢力を見定めていく作業こそが、自由をめぐる議論を根源的に再考し実践的な方向へ導く鍵になるはずである。

第3章

生活者としての経験の力
暮らしのなかの集団的実践

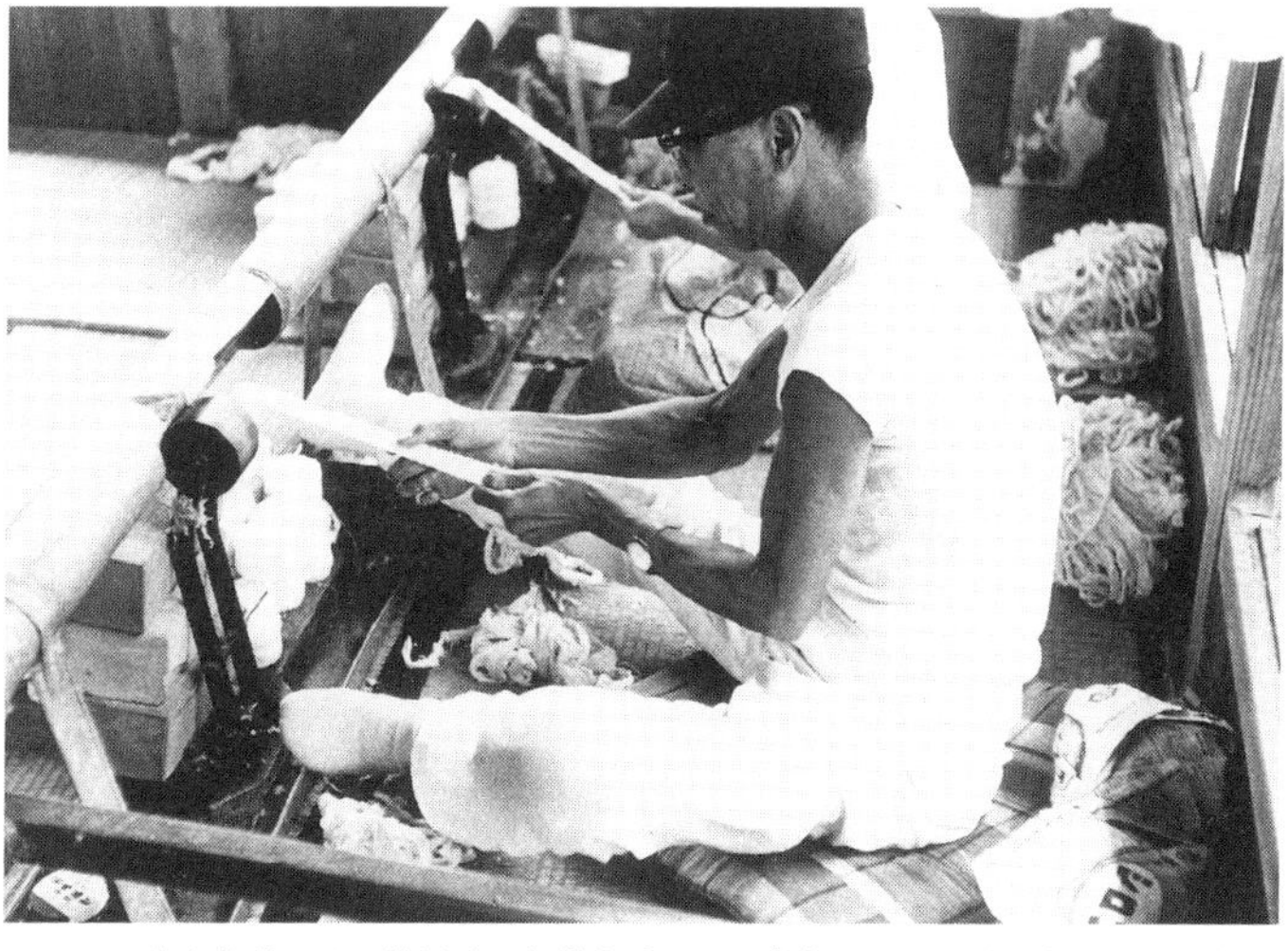

ハンセン病療養所では，使用済の包帯を洗って，巻きなおし，すりきれるまで幾度も再利用していた。包帯を巻きなおす作業は，入所者に任された大切な仕事だった。

1　はじめに

国立ハンセン病療養所の敷地内にあるSさんの自宅には、退所や転園した旧友が頻繁に遊びにくる。かれらはたいていふらりと現れ、玄関ではなく縁側から「おーい、いるかい？」と声をかけて家にあがる。Sさんの家のあちこちから、お茶やお菓子や灰皿など各自が必要とするものをどこからともなくみつけだしてきて、それを傍らに置いて座り、おしゃべりが始まる。そのおしゃべりの輪のなかに私がいるときは、日々のよしなしごとに交えて、昔の療養所の暮らしについて話して聞かせてくれる。かれらはかつてのハンセン病療養所で、そこでの生活を少しでもましなものにするために、仲間どうしでじつにさまざまな試みを行っていた。

私は、こうした場に同席させてもらうなかで、圧倒的な抑圧状況に対処し生き抜こうとする入所者たちの実践が、単なる個人レベルの活動にも明瞭な組織レベルの活動にも収斂させられない次元で展開していたこと、またそうした実践が、狭義の「政治（活動）」「文化（活動）」「経済（活動）」といった枠を越えて、入所者の生活過程の全体にとって大きな意味をもっていたことに気づかされた。こうした実践は必ずしも、つねに組織的な形態をとるものではない。本章では、組織として可視化される集団とは別の集団、すなわち、活動内容やその場の状況に応じてそのつどメンバーが入れかわる、非定型的な集団と実践に焦点を当ててみたい。

隔離された場所での陰鬱な日々をやりすごすために、あるいは、療養所生活を少しでもましなものにするために、入所者たちが選択できる手段はごく限られていた。たとえば、次の第4章で事例とするような患者運動に参与して、政治的手段によって変化を促す働きかけを行っていくことが、ひとつの選択肢であった。もういっぽうで、前章の第2章で記述したように、文学や音楽など文化的活動に打ち込むという選択肢もあった。しかし、ある程度の行動力が必要とされる政治的活動や、技術の習得が必要とされる文化的活動に、誰もが躊躇なく飛び込めるわけではなかった。

こうした政治的・文化的活動とは対照的に、これから本章で事例とする生活実践は、誰もが日常的に参加できるという意味において、多くの人に開かれたものとして存在していた。本章では、国立ハンセン病療養所・東北新生園で営まれてきた仲間集団での生活実践の諸相について、Sさんと友人たちの語りを手がかりとして記述する。[1]

2　一九六〇年代以降のハンセン病療養所の状況

事例の記述に入る前に、舞台となる当時の東北新生園の状況についてふれておきたい。対象時期

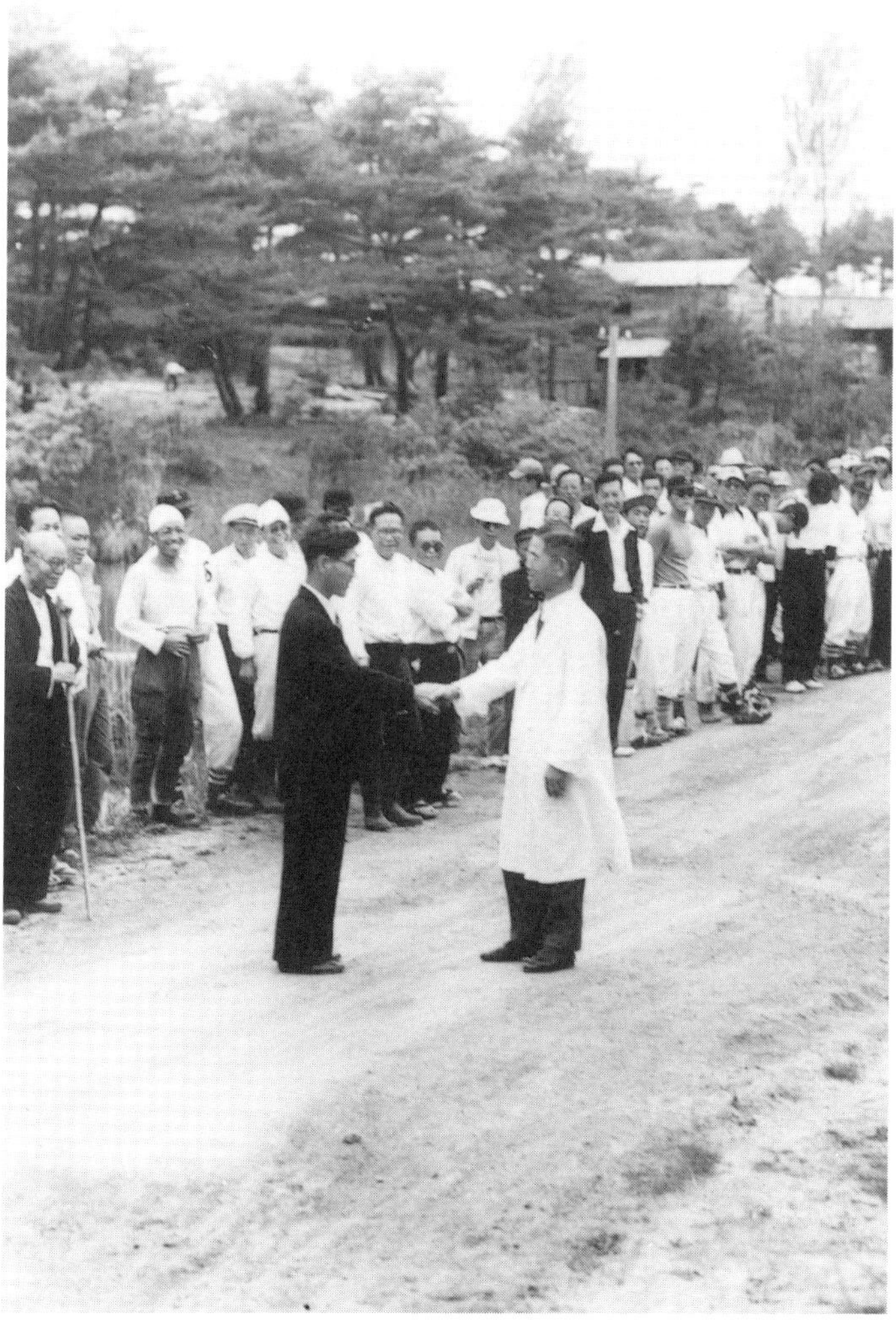

1955 年頃の東北新生園。退所者を見送る，職員と入所者。

は、一九六〇年代から七〇年代である。

戦後の療養所では、入所者間の境遇と生活水準に大きな格差が生じていた。その要因は三つある。第一に、プロミンやDDSなどの化学療法が日本に導入されたことによって、ハンセン病は「不治の病」ではなく「治癒する病」となり、実際に症状の回復を経て社会復帰する人が続出するようになった。東北新生園では一九四八年からプロミンが試用されるようになり、その効果もあって一九五三年には退所者第一号が出ている。その後も退所者は続出し、一九六〇年にその数はピークに達した（東北新生園入園者自治会 1987：70, 131）。

第二に、一九五一年にハンセン病当事者による患者運動団体（「全国国立癩療養所患者協議会」、一九五三年に「全国ハンゼン氏病患者協議会」と改称、以下「全患協」と略。序章注〈7〉参照）が組織され、以後、この団体の活動が療養所生活に大きな変化をもたらすことになった。全患協は、療養所内で入所者に強要されてきた労働（「患者作業」と呼ばれていた）に対してストライキを行うなど、多様な戦術を駆使して療養所生活の改善を図った。さらにかれらは、関連諸機関への陳情や請願行動も繰り返し行い、結果として、厚生省は一九六四年までに不自由者介護をすべて患者作業から職員に切りかえることを表明した。こうして療養所に職員が補充され、そのほかの施設管理も職員によって行われるようになり、患者作業は廃止へと向かうことになった（全国ハンセン氏病患者協議会編 1977：86–103）。本章の対象時期である一九六〇年代は、患者作業が職員へと切りかえられつつあった過渡期に当たる。

第三の要因は、一九五九年の国民年金法の制定と関係している。国立ハンセン病療養所では、一九六〇年から一級障害者に障害福祉年金が支給されることになった（全国ハンセン氏病患者協議会編 1977：114）。しかし、このとき年金が支給されたのは全患者の半数程度であったため、その後の療養所内では所得格差が深刻な問題となった（東北新生園入園者自治会 1987：81）。このような所得格差を背景として、いっぽうでは年金受給者を増やすための組織的運動が展開され、もういっぽうでは、療養所の外で働いて賃金を得る入所者が増加していった。この「労務外出」という労働形態は、一九六〇年代の東北新生園でも盛んに行われており、数多くの入所者が療養所の外へと現金収入の道を求めていくことになった（東北新生園入園者自治会 1987：81-83, 131-132）。

当時の療養所は、以上の三点の医学的・社会的・制度的変化によって特徴づけられていた。治療法の確立という医学的変化と、障害福祉年金の支給という制度的変化を受けて、入所者の生活もまた大きな変容の波のなかにあった。

3　変化から取り残された人々

こうした状況のなかで、療養所を退所することもできず、障害福祉年金を獲得することもできず、労務外出にも行けない若者たちがいた。

日本政府は、ハンセン病の後遺症で四肢に重い障害が残っている人には障害福祉年金を支給していた。しかし眉毛の欠損や顔の変形といった後遺症は、当時の年金受給基準では「障害」の指標に含まれていなかったため、これらの後遺症しかない人は受給の対象から外されていた。だがハンセン病に特有のこうした後遺症が残っている限り、療養所の外で働き口をみつけるのは困難だった。

そもそも、ハンセン病療養所の入所者にとって、就業可能な職種は限られていた。労務外出者が従事していた仕事は、建築現場の土木作業など重労働がほとんどであったという。それでも、ちょうど高度経済成長期だったこともあり「人が足んねえくれえだったから、療養所に建築業者のお迎えのバスが毎日来る」(筆者による聞き書き)ほど、多数の入所者が働きに出かけていた。そのいっぽうで、患者作業はまだ完全には廃止されていなかった。施設当局は、入所者が働きに出かけることを黙認しつつも、午前中は外出を禁止して、定められた患者作業に就くことを義務づけていた(東北新生園入園者自治会 1987: 131)。労務外出者はこうした作業を終えた後で、園外へと働きに出ていたのである。こうした状況のなかで、体力があり後遺症が軽微な若者以外は、労務外出に行くことは実質的に不可能だった。

障害福祉年金を獲得できず労務外出にも行けなかったSさんは、当時の状況を次のように語る。

「ホラ、眉毛がないとすぐに『らい』ってわかっちゃうから、外に出にくいわけ。なんとなくね。あと、建築現場の仕事なんかは、体が弱っているとできないでしょ。僕もそんとき体悪くて、働きに行けなかった。だからね、『外の社会』[2]に働きに行けるっていうのはね、羨ましいことだったんだよ。（中略）貧富の差あったよー。働きに出てる人たちは、テレビや車なんかも買ってたしね。」

療養所のなかには働くことが可能な者と不可能な者がおり、双方のあいだには「貧富の差」と表現されるような生活水準の格差が生じていた。また働くことの不可能な者にとって労務外出は、単なる経済的手段としてのみならず「『外の社会』に自由に出ることができる」という点においても憧れの対象であった。変化から取り残された若者たちは、現金収入を得ることができないこと、「外の社会」への回路をもたないこと、この二つの要因によって「みじめ」な社会的位置に留め置かれていた。

4　生活実践の諸相

労務外出に行くことのできない若者たちも、体の調子のよいときは集まって話をし、「まったく希望がない」「気分が塞いで気が狂いそうになる」療養所生活のなかで、何かできることはないかと試行錯誤していた。一九六〇年代前半のことである。

はじめにかれらは、ガリ版でミニコミ誌をつくることを思いつき、一年ほど定期的に刊行を続けた。しかし、こうした冊子をつくり続けたところで、経済的状況がよくなるわけではないし、療養所の外へと出ることができるわけでもない。いっぽう、前節で言及したように、独身寮で同室の若者たちのなかからは、症状の回復を経て療養所を去っていく者や、労務外出で得たお金で最新の電化製品を購入する者などが、次々と現れていた。働くことのできない者は、「働くことができない」というみずからの無力さをつきつけられるとともに、金銭的な面でも、労務外出に行く人たちの羽振りのよさを横目に見ながらみじめな思いを強くしていった。

「療養所を出る人はいるだろ、働きに行く人はお金あるだろ、でも俺たちには何もないってんで、そりゃみじめだったよ。それでね、何とかお金だけでも欲しいってんで、そこで知恵を絞ったわけだ。」

かれらは何を始めたのか。次に順番にみていくことにしよう。

雇用を生み出す――酒屋の営業と空き瓶売り

「Kちゃんと私でね、最初は二人でね、酒屋さんをした。療養所んなかで。東北ってのは、寒いからみんなよく飲むのよ。療養所は病院だから、いちおうダメだってことにはなってたけど、みんなよく飲むし、売れるもんだから、外から業者が売りにきてたのね。そこに目をつけたのよ。」

この二人が酒屋を始めようとしていることはすぐに入所者のあいだに知れわたり、噂を聞きつけて協力を申し出る人が続出したが、そのほとんどが労務外出に行くことのできない若者だった。二人はかれらと一緒に酒屋の営業準備をすすめた。療養所の若者たちは、第2節で述べた「患者作業」とは別のかたちで、自分たちで独自の「仕事の場」をつくり始めたのである。

仕事を始めるには、園外の業者との関係をつくることが不可欠である。東北新生園は、近郊の市街地へ出かけることが比較的容易な場所にあった。だがこのことは、入所者と園外者とのつきあいが深かったということを意味していない。むしろ、ハンセン病に対する偏見が強かった当時においては、日常的な出会いがあるからこそかえって摩擦も生じやすく、園外者の側が差別的態度や排除を強めることもあったという。

「酒屋」の営業を始めるには、療養所近郊の町で商品を仕入れる業者を探さなくてはならなかった。しかし、眉毛の欠損や手指の変形などハンセン病特有の後遺症をもつ者にとって、園外者との関係を新たにつくることは困難を極めた。労務外出者からの情報を頼りに数軒の酒屋を回り、後遺症が軽微な若者が交渉に当たり、ようやく仕入れを引き受けてくれる店をみつけることができた。このとき交渉に当たった人は、次のように語る。

「労務外出してた人がいて、その人が『感じのいい小売の店があるから、あそこに行って話をつけたら』って教えてくれたのよ。で、看板が重要なの。顔のこと。俺はいちおう眉毛があったから、交渉係よ。」

開店までは大変だったが、営業を始めてみると売れ行きは好調だった。注文が増えるにつれ、「酒屋」の仕事に参与する若者も増えてきたという。

「面白かったのなんのって。僕たちがいた頃は、若いのがたくさんいたしね。眉毛のあるやつが外の大きな酒屋さんに行って、駆け引きするわけさ。大量に買うから、安くしてくれって。そんで大量に買ってきて寮に置いておいて、注文が来たら配達するわけ。(中略)俺たちはサービスもいいから、もー売れた売れた。そうすっと、療養所のなかの別のグループが、俺たちが売れてるの見てるもんだから、真似しだしてね。それと外の業者でしょ。三者で競合してたよ。」

こうして酒が売れると、療養所に数百本もの空き瓶が溜まることになる。かれらは次に、この空き瓶に目をつけた。

「そしたらごろごろ空き瓶が出てね、一升瓶でも何でも、いっぺあるわけさ。今度はこれを、酒屋やってる仲間で回収するわけよ。みんなありがとーって言いながらね。これがもう、すごいたくさんあるからね。外から廃品回収の業者が来るでしょ。さあ、また駆け引きだ。少しでも高い値段で引き取ってもらうの。空き瓶つったって、一〇〇本も二〇〇本もあるから相当なもんだ。今度は空き瓶で、儲けた儲けた。」

当時の療養所には、空き瓶や鉄屑などの廃品回収を行う業者が出入りしていた。業者はそれまで、入所者に無断で、大量の廃棄物のなかから換金できそうなものを選別して持ち帰っていた。療養所の若者たちはこの過程に介入して、業者と「駆け引き」を行い、少しでも高い値で空き瓶を引き取るよう交渉していったのである。
かれらは、この二つの仕事、すなわち酒屋の営業と空き瓶売りを、一〇年以上ものあいだ続けている。しかしいったい、なぜこのような長期間、かれらは働くことができたのだろうか。療養所内で入所者が酒を販売していることが知られると、施設側から手厳しく干渉を受けるはずである。それ以上に、そもそもこの商売を始めたのは、労務外出というかたちで療養所の外に働きに出ることが不可能な、体力に限界のある若者たちだった。かれらはこの仕事を持続可能なものとするために、どのようなしくみをつくりだしていたのだろうか。

「療養所だからね、堂々とはやらないの。買うとき、注文するときね、そのことから話すとね。あの頃は電話もないからね、園内放送を使うのよ。お客さんは注文するとき、園内放送を使って、何か用事があるようなふりをして、まず僕たちの仲間を呼ぶのよ。放送では『Kさんお呼びです』それだけ。だって、職員の前で酒とは言えねえだろ。でも僕たちには注文だって、すぐにわかるわけよ。ククク。そんで注文を聞きに行って、園内を自転車で、若いのがみんなでばーっと配達するわけさ。動ける人が配達、体が悪い人は店番、受付ね。それと計算。それぞれがかかわりばんこに、できることやってた。若いんだもん、おとなしくはしてないよ。」

後遺症の軽微な者が外部の業者との取引に当たり、体調のよい者は酒の運搬と配達を行う。体調がすぐれない者は、店番と計算を行う。療養所の若者たちはこのように、個々人の身体と症状のリズムに合わせた独自の分業体制を編み出していた。かれらは低体力のため、一般社会で要請されるような労働規律に従うこと、つまり雇用主によって定められた労働量を毎日こなすということは困難だった。しかし、日々の体調に応じて自分で仕事内容を選ぶことができれば、働くことも可能になる。したがって、かれらは役割分担を固定せずに、そのときどきの自分と仲間の身体の調子に合わせて、柔軟に役割を取り替えていった。むろん、こうしたしくみは当初から決められていたわけではなく、働きながらお互いの体力の限界を知ることによってこのかたちとなった。そして、もちろん、こうした役割交換はつねにスムーズにいったわけではない。だが、かれらがつくりだした分業体制は、葛藤を抱えつつも、個々人の身体のリズムに合わせて自発的にかたちづくられたゆえに、それまで「働くことができない」という自己認識をもっていた人々さえ巻き込みながら、裾野の広さと持続力を蓄えていった。

こうして、療養所外での労働が不可能な人に対しても、現金収入を得ることが可能になる道が開かれた。だがかれらにとって同時に、あるいはそれ以上に重要だったのは、療養所内でみずからの身体上の制約と折り合いをつけつつ仕事をする場所を、自律的に生み出し維持してきたことそれ自体であった。

「希望」を分有する——葉書と賭博

療養所の若者たちは酒屋の営業の傍らで、並行して別の仕事も展開していた。かれらは、単に現金収入を得ることだけでなく人の役に立つことがしたいと願い、療養所のなかで不足しているモノやサービスを補うかたちで、何かできることはないかと考えた。かれらが発案し実行したさまざまな活動のうち、長期にわたって持続した事例をいくつかみていこう。

「療養所は年賀状が足んねかったんだ。一〇〇枚欲しい人でも三〇枚しか割り当てがなかったりして、みんな困ってた。（中略）療養所にいる人って、ほとんど療養所の外に年賀状なんて出さないわけよ。受け取った人や家族に、迷惑かけちゃいけねって、思うんだな。療養所のなかだけで出してる。そんで、園内だけしかやりとりねえんなら、ってことで、思いついたんだな。Kちゃんは厚紙をたくさん買ってきて、葉書をつくり始めたんだ。そんで僕たちも一緒になってつくって、安い値段で売ったんだ。売っただけじゃなくて、配達もした。だって園内だけだろ？　みんなで手分けして配達したんだ。葉書には、クジをつけたの。宝くじの抽選会があるだろ、あんな感じで、葉書に番号をふって。正月には、僕たちでルーレットをつくって、人を集めて『何々さんに一等当たりました』とか派手にやってさ。みんなよろこんでくれたのよ。」

かれらは、療養所のなかで不足していた葉書と年賀状を製作し、その配達もしていた。さらにそれにクジをつけ、園内の集会所で大々的に抽選会を行い、寂寞とした療養所のお正月に華を添えたのである。この経験をヒントにして、かれらはさらに、次のようなことを思いついた。

「相撲やってるでしょ、テレビやラジオで。あれを使ったの。前日のラジオを聴きながら、僕たちは、対戦表をつくって、それをガリ版でたくさん刷って、一枚一〇円で売るのね。そんでその紙を買った人は、勝負の予想をするわけ。勝つと思う方に丸印をつけていくの。そんで次の日は、試合でしょ。みんなで観たり聴いたりしながら、当たったとか外れたとか、わあって騒いでね。そんでいちばんよく当てた人に、売り上げの五割をあげてた。次点の人には二割。そんで残りが手伝ってくれた人のお給料ね。」

作業の流れとしては、次のようになる。まず、夕方のラジオを聴きながら、翌日の相撲の対戦表を速記で写し取る。その後すぐに清書して、ガリ版で大量に刷る。こうしてできあがった数百枚の対戦表を、仕事仲間で手分けして、病棟や寮などに売りに行く。対戦表を購入した人は、勝つと思う力士の方にひとつひとつ丸印をつけていく。翌日の対戦開始までに、若者たちが記入済みの用紙をすべて回収する。そして相撲の取り組みが終わった後、回収したすべての対戦表をチェックして、勝敗予想の的中率が高かった人に売上金を配分する。売上金の残りの一部が、この仕事を手伝った若者の賃金となるわけである。

一見してわかるように、この仕事はかなり大掛かりでスピードが要求されるものだ。かれらは対戦表を、多いときで一日に千枚以上もガリ版で刷って売りさばいていた。相撲が行われている期間中は毎日これを繰り返すことになるので、かなりの労働量が必要とされる。こうした仕事をこなすためにはかなりの人数が必要であり、この点からも、かれらの活動が当時の療養所内でどれだけの広がりをもつものであったか推測できるだろう。

なぜかれらはこの仕事を始めたのか。そしてこの仕事は、どういう意味をもっていたのか。この点について考えるために、療養所生活と賭博の関係性にもう少し詳しく分け入っていきたい。

国立ハンセン病療養所では開園当初から、賭博が盛んに行われていた（多磨全生園入所者自治会 1949：20）。夢も希望もない療養所生活において、賭博は唯一、誰もが日常的に楽しめる娯楽だった。もちろん多額の金銭を賭けるわけではない。賭けのために差し出される物品は、手持ちの菓子や煙草など身辺にあるもので十分だった。しかし、こうしたささやかな娯楽としての賭博も、開園当初はとくに、風紀を乱すものとして危険視されていた。施設側はこうした賭博の流行を抑えるためにさまざまな方策を練っている。たとえば、文化祭や体育祭を企画してかれらのエネルギーが別方向に向くよう企図したり、文芸やスポーツといった趣味的活動に打ち込ませようと教養費を与えたりした（光田 1950）。こうした施設側の努力は、ある程度は功を奏したが、療養所の日常から賭博が一掃されることはなかったようである。私が聞き取り調査を行った四つの国立療養所においても、若い頃を振り返る語りのなかでは、賭博のことがしばしば話題に上っていた。とくに以下の語りは、療養所で賭博が行われ続けた理由を象徴的なかたちで示すものとなっている。

「俺は政治も文学もできねから。そういうことやってたのは、療養所のなかの一部、エリートだけよ。俺らみたいな大衆は違うの。『外の社会』にいたら別のことやっていたかもしんねけど、療養所に閉じ込められてっからすることねえし、だから博打《ばくち》もしてたんだ。博打ったって賭ける金もないから、子どもの遊びみたいなもんよ。（中略）何でもいいから何かやってないとね、さびしくてつぶれそうだったんだ。」

青春時代を療養所で過ごす若者たちは、故郷や家族から断絶させられているうえに、「外の社会」で自分の可能性を試すチャンスをことごとく奪われている。この病に罹患さえしなかったら、青春時代の只中でかれらは、自分の可能性を試すべく、明日への変化を志向しながら生きていただろう。しかし、そうした可能性はすべて奪われているのであり、しかも、隔離された場所で過ぎゆく時間に「変化」など期待できない。家族や故郷から引き離された悲しみや、すべての可能性を奪われた苦しみ、そして、隔離された場所での単調で重苦しい日々をやりすごすために、残された方策はわずかしかない。

制度側から与えられる教養費を受け取り、趣味的活動に打ち込みながら療養所生活にみずからを溶け込ませることも、たしかにひとつの選択肢ではある。もういっぽうで、療養所生活に苦痛を感じているならば、当時すでに組織されていた患者運動に参与して、政治的手段によって変化を促す働きかけを行っていくという選択肢もあっただろう。しかし、文芸や政治的活動の世界に誰もが躊躇なく飛び込めるわけではない。

これらと対照的に、賭博という遊戯は、誰もが日常的に参加できるという意味において、多くの人に開かれたものとして存在していた。もちろん、飲酒や賭博によって得られる快楽は一時的なものでしかないし、一般的な感覚からみれば、これらは決して健全な娯楽と呼べる類のものではないかもしれない。しかし、すべてを奪われた経験の痛みを少しでも癒すため、そして、単調な日々に少しでも彩りを添えるため、かれらは賭けの場を必要とし続けた。賭けによってもたらされる刹那の希望と心の躍動、それがたとえ一時的なものであれ、その瞬間をつなぎあわせていくことによって、重苦しく単調な日々をどうにかやりすごしてきたのである。

若者たちの集団的実践に話を戻そう。療養所の若者たち、とくに身体が不自由な若者たちは、この遊戯のポイントである「誰もが日常的に参加できる」という特質に目をつけ、それを最大限に活かす方策を練った。それはかれらの仕事のなかで、次のようなかたちをとっている。

「よく俺たちも不自由者棟で寝たきりになってたわけだし、そういう人たち（不自由者棟の人たちを指す――引用者注）のことが頭にあったんだな。紙に丸をつけるだけだったら、目の見えねえ人だって、看護の人にお願いして書いてもらえるだろ。麻雀や囲碁なんかは起き上がらねえとできねえけど、紙に丸をつけるだけだったら、誰でもできるだろ。だから治療棟や不自由者棟なんかに売りに行くと、みんな待ってるの。『おう、昨日は惜しかったなあ』とか言って盛り上がっちゃって。」

療養所の若者たち――とくに身体が不自由な若者たち――は、療養所内で賭博が行われることの意味を知りつくしていた。そして同時に、病棟と寮を往復する生活のなかで、こうしたささやかな娯楽にも参加することができない高齢の不自由者の姿も見てきた。だからこそかれらは、わかちあうことそのものが価値となり希望となる「仕事」のかたちを練りあげ、実践してきたのである。

生活の外縁を拡げる――ビニールハウスの製作と販売

国立ハンセン病療養所では開園当初から、養豚や園芸など飼育栽培を中心とする活動が入所者によって組織的に取り組まれていた。こうした活動は施設側も認可しており、かつては患者作業の一部として組み込まれていた。入所者は、食糧難の時代は収穫した作物で飢えをしのぎ、現金収入が必要なときは育てた家畜を外部の業者に売って、生活費の足しにしていた。園内での飼育栽培は、療養所外部との取引による資金源として重要な位置を占めていた。患者作業が廃止となった後も、入所者の一部は自主的にこの活動を続けていた。

一九六〇年代後半から、東北新生園では盆栽の栽培が活発になった。近くの山から子株を持ち帰り、園内で栽培・成型し、園芸関係の業者に売って現金収入を得ることが目的とされた。このように売買を目的として盆栽をつくる場合、風雨や寒さをしのぐための専用の小屋が必要となる。しかし、園芸用の小屋やビニールハウスは高価で、一般の入所者には手の届かないものだった。いっぽう、労務外出に行っていた若者たちは、建築現場から廃材を持ち帰ってきては、車庫や小屋などを自分たちで建てたりしていた。園内には、こうした労務外出者が持ち帰った廃材が山積みになっていた。

療養所の若者たちは、この廃材を利用して、盆栽用の小屋を建てることを思いついた。いくつか試作してみると、既製品に見劣りしないくらい立派なビニールハウスができた。かれらは、まず、園内で栽培小屋を必要としている入所者にこれを安価で譲った。その後も園内で購入希望者がたえず、かれらは次々と製作・販売を続けることになった。

かれらのつくるビニールハウスは、機能的には既製品にもひけをとらず、しかも価格は市場の半額以下だったので、療養所近郊の農村にもたちまちその噂が広まった。しだいにかれらは、療養所の外からも注文を受けるようになっていった。販売価格は基本的に、かれらと購入者との交渉によって決められた。

「また駆け引きさ。それでも、これひとつ売ると一〇万だからさ、酒売るよりはずっといいべさ。」

――ビニールハウスのつくり方はどこで覚えたんですか？

「昔は療養所のなかでひととおりのことをやっていたからね。器用な人がいたの。車を全部修理する人もいたんだよ。温室つくるのなんて、何てことないよ。外の人が習いにくるぐらいだよ。ラジオ修理なんかも、患者作業でやったもんだ。そのときに電気系統を覚えちゃったんだな。その応用で、何でもやっちゃうんだ。（中略）値段はいろいろ、いつも駆け引きさ。それでも業者よりはずっと安いから、よく注文が来てたよ。」

この語りからも読み取れるように、かれらにとって、ビニールハウス製造の技術を習得することはさほど難しいことではなかった。近所の農村からの受注が増し、人手が必要になるにつれ、この仕事に参与する若者も増えてきた。

前項までにみてきた活動の展開過程においても、参加メンバーは雪だるま式に増えていた。しかし今回の仕事は、これまでとはやや様相が異なっていた。参加メンバーのなかに、労務外出を辞めた者が多く含まれるようになっていたのである。一九六〇年代後半になると、労務外出者のなかから重労働によって身体を悪くする者が出始め、療養所の外に働きに出る者は減っていった。苛酷な労働条件やそれに起因する身体の不調、および景気の後退にともない、「労務外出」という労働形態は一九七〇年代後半に自然消滅している（東北新生園入園者自治会 1987：132）。

このような経緯もあって、当初は労務外出できない若者どうしで営まれていた集団的実践に、労務外出ができなくなった若者たちも次々と参加するようになっていた。療養所に「残された」者だけの実践から、療養所に「戻ってきた」者との協働へと変化したのである。この事態のなかに、療養所内の社会関係の変容を読み取ることができる。

かれらの実践の軌跡から読み取ることができるのは、療養所内の社会関係の変化だけではない。右の語りのなかにある「外の人が習いにくる」や「いつも駆け引きさ」という言葉には、療養所の外部との関係性の変化も示唆されている。この時期になると、ビニールハウスの製造・修繕技術を習うために、農家の人が日常的に療養所を訪れるようになっていたという。さらに、これまでみてきた語りにも「駆け引き」という言葉が頻出していたが、今回の「駆け引き」は、これまでのものとはやや位相が異なるものになっている。酒屋の営業のさいには、商品仕入れ先の酒屋と廃品回収業者が「駆け引き」の相手になっていた。この時点ですでに、療養所外の人々（非病者）との接点を見出すことができるが、今回の事例ではさらにその範囲が拡大している。しかも今回は、販売主と顧客という関係性における交渉へと展開しているのである。

かれらは生活実践を通じて、療養所に張り巡らされた境界線をも突破してしまった。しかし、ここで注記しておかねばならないが、かれらは決して、病者と非病者とのあいだに引かれていた分断線を、軽々と「越境」していたわけではない。ここでの病者と非病者の関係は、あくまで商売上の都合で一時的につくられた関係であって、双方のあいだに引かれた分断線は保持されたままである。

したがって、かれらは境界線を越えたというより、療養所の内と外をつなぐ回路を構築したという方が適切であろう。かれらは、病者と非病者の分断は保持したまま、境界線上を密かに行き来することによって、双方をそれぞれ部分的に含む横断的な場をつくりあげていた。これは療養所の若者たちの意図しなかったことではあるが、結果的にかれらは、「『外の社会』との接点をもたない」という状況からも、部分的なかたちであれ脱却している。かれらが営んでいた実践は、単に現金収入を得るためのものとしてだけでなく、療養所の内と外、病者と非病者の生活を媒介するものとしての意味をもち始めていたのである。

5　報酬の再分配と共同性

これまで記述した仕事内容からみても、療養所の若者たちが、単に現金収入を得ることだけを目的としていたわけではないことがわかる。かれらは閉塞感の強い療養所暮らしのなかで、生きる希望を探り、さまざまな工夫を凝らして楽しみを生み出し、それを不自由者棟の人々と共有しようとしていた。わかちあうことそのものに望みを賭ける、こうした「仕事」のかたちのなかに、かれらが培ってきた共同性のひとつの側面をみることができる。

労働によって得られる報酬については、どのようなかたちで再分配していたのだろうか。ここで一例のみ記述しておきたい。前節で挙げた酒屋など、それぞれの商売が軌道に乗るにつれ、お金も貯まってきた。「何か目標をもとう」「夢をもとう」と話し合った結果、みんなで一台の車を買うことを目標にすることにした。しばらくして、酒屋の主人から、「日産セドリックを六万で買わないか」という話をもちかけられた。当時にしても破格の値段だった。助手席のシートに大きな穴が開いているから、安くするという話だった。

「セドリックカスタムってやつだったな。その頃セドリックってのは高級車で、園長先生もそ

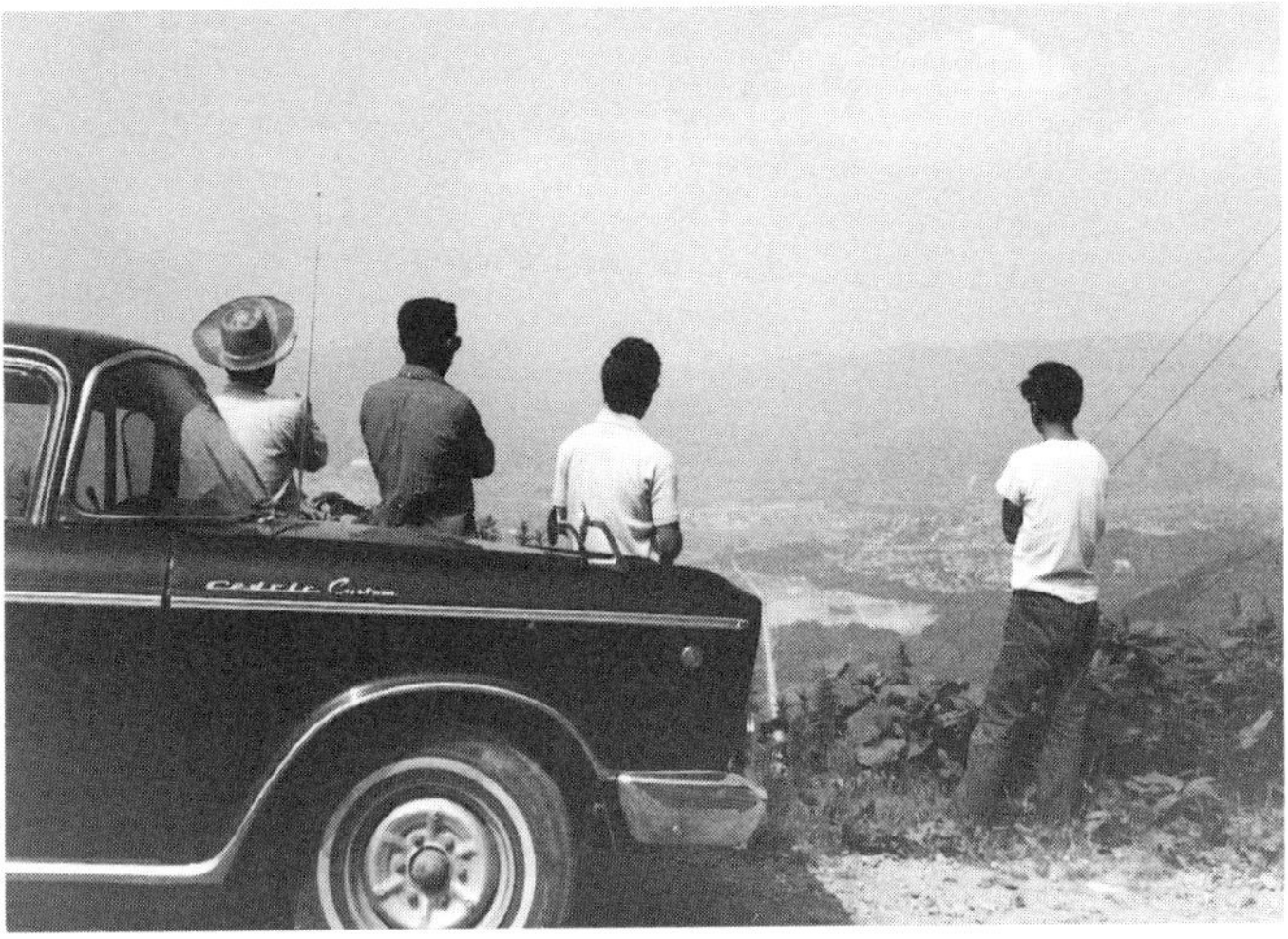

ドライブに出かけた日のスナップショット。

れに乗っていたんだな。ぴかぴかの。でも、その人が譲ってくれるって言ったのは、それよりさらに上のやつだったわけよ。で、それを買ったの。その頃園長先生がセドリックだろ、僕たちはそれよりいいのに乗ってるわけだもん。ククク。座席に大きな穴は開いてるけど、外から見たらわかんないからね。いまでも覚えてんだけど、あのとき六万だった。酒屋始めて三年目くらいでその車買ったのかな。黒塗りで格好いいの。うれしかったよー。（中略）それで、その頃はまだ園内作業あったろ。そんとき『じゃ、事務所まで車で』って、園内だしすぐそこなんだけどな、乗っていったりしてた。園長先生より立派な車だもんよ、みんな『うわー』って。噂になってな。おかしいだろ。それで、その車で、みんなでドライブしたりしてたんだ。あのときはね、本当にうれしかったよ。」

かれらは車のほかに、オーディオなどの電化製品も購入し、仲間どうしで共有していた。語り手たちは、聞き取り調査のさい「喧嘩ばかりしてたんだけどね」と言いつつも、その場にいない友人を立てるように「Kちゃんは絶対に利益をひとり占めしないの、目の見えねえ人でも楽しめるようにって、レコード買ったりしてた」「Mはいつも率先して、点字を打ってあげてたんだよ」と互いに語っていた。

ここまでいくつかの具体例を挙げてきたが、療養所の若者たちはこのほかにも、さまざまな新しい仕事を自分たち自身の手によって生み出していた。それらの仕事はすべて仲間どうしで管理・運営され、需要に応じて現れては消えるといった性質をもち、最後まで施設側の体制に包摂されることはなかった。それゆえ、かれらがさまざまなかたちで繰り出してきた営みの活力が、削がれることもなかった。本章の語り手たちが闊達な口調で紡ぎ出す物語からは、若者どうしが集って悪知恵とも呼べるような機知を働かせながら、少しでも生活に明るさを取り戻そうと、厳しい現実に懸命に立ち向かう姿が浮かんでくると思う。

6　おわりに——生活者としての経験の力

本章で検討してきた療養所入所者の仲間集団による仕事の創造は、隔離政策に起因する人権侵害の「被害者」といった表象や、「ハンセン病文学」のような固有文化としての表象など、公的に受容されやすいイメージの影に隠され、その存在を知られぬまま遂行されてきた実践である。

本章第2節で言及したように、療養所内には「患者作業」という名目で、すでにかれらに用意されていた仕事はあった。しかし、療養所の若者たちが仲間集団で運営・自主管理してきた仕事と、施設側から半強制的に課される患者作業とでは、その目的・内容や意味がまったく異なっている。患者作業は、施設を運営するという目的のみに基づいて組織された単調な重労働であり、しかも職員の監視の下で施設側から押しつけられた規則にしたがって行わなければならず、入所者はどんな自律性をもつことも許されなかった。それに対して療養所の若者たちがつくりだした仕事の場では、施設側からの監視や押しつけによってではなく、自分たちが選んだ方法とリズムで作業をすすめることができた。また仕事の内容も、生活の物理的必要性のみに基づく無味乾燥なものではなく、日々の暮らしに少しでも彩りを添えるために行われるものであり、そこではある程度、個々の入所者が独創性を発揮することが可能だった。

本章第3節で検討したように、入所者たちによる生活実践は、療養所内における資源配分の不平等を背景として、入所者たちの相対的剝奪感に動機づけられて生起し、その格差を是正するための自助努力としてかたちづくられていた。こうした動機をもっていたため、かれらの実践がまず現金収入を得るための場をつくるというかたちで現れたのは、ある意味で必然であった。

しかし第4節の考察から明らかになったように、かれらが生活実践を通じて得たものは、単なる対価や生計維持といった次元にとどまらず、その実践のプロセスにおいて生み出される多様な生の実現や、生の充実化の次元にも及んでいた。具体的には、自分たちで雇用を生み出し、それによって自律的な生活領域を確保すること、「希望」を創出し他者と分有すること、非病者との接点をつくり生活の外縁を拡げること、といった諸様相が確認された。

この仕事に参与していた人の多くは、ハンセン病の後遺障害を抱えていた。したがって入所者たちは、身体に障害がある人や低体力の人でも続けることができる仕事のスタイルを、知恵を絞って考え試行錯誤を重ねていた。かれらは、これらの営みを通じて、自分たちの身体がなしうることの可能性を押し広げ、生き方の選択肢を増やし、自己と他者の生を豊饒化させていったのである。この「生の豊饒化」の指標は、決して実践の物理的な内容を外在的に測定することによって理解できるものではなく、人々が「何を実現しようとしていたのか」をくみとること、すなわち、潜勢力を見定めることによって、はじめて理解に到達するものだといえる。

本章でみてきた生活実践は、病者と非病者のあいだに引かれた分断線を保持したまま実行されているため、表面的には支配に黙従しているかのようにみえる。しかも、制度側から認可されたものではなかったため、公的な史資料にもかれらの格闘の爪痕は残されていない。

本章の事例に限らず、隔離政策下におけるハンセン病者の主体的営為、とくに非組織的な集団的実践は、いまなお大部分が存在しなかったことにされ、過去の暗闇に放置されたままになっている。こうした状況を鑑みるなら、かれらの主体的営為に着目することは、新奇な視点――社会的弱者のなかに「強さ」を読み取ろうとする欲望や、ロマンチシズムを投影した視点――を外から加えることではなく、忘却されていた事実を召還し想起させることに近いといえるだろう。本章の事例は、こうした実践が、少なくとも潜在的には、ハンセン病者の歴史において決して挿話的なものではなく、その内部で有力な仕方で展開されていた事実を指し示している。

そして何よりも、当事者が現在、こうしたみずからの経験について語るということそのものの意味を、私たちは考えておく必要がある。近年、ハンセン病療養所入所者を「生活者」というカテゴリーから締め出そうとする、新たなタイプの差別が生じている。たとえば、入所者が映画館や飲食店にいると、「テレビではつらいって言ってたけど、あなたたちよい暮らししてるじゃないですか、税金も納めていないのに」とか、「働かなくてもお国が面倒を見てくれて結構ですね」といった皮肉を言う人がいる。私は入所者と飲食店で談笑しているさいに、このような場面に何度か遭遇した。

こうした差別は、ハンセン病者をいったん「被害者」として認めつつも、そこに「無力さ」や「かわいそうな人たち」、さらには「国家に依存している」というイメージを付与して、病者を生活者の次元で貶めようとするものである。このように他者から押しつけられるイメージは、当事者が生きてきた現実をまったく反映していないがゆえに、語り手たちの自己イメージとはかけ離れたものになっている。強制的な患者作業に加えて、労務外出というかたちで一般社会での労働に従事し、さらにさまざまな仕事の場をみずからの工夫によって創出してきたかれらは、自立した生活者として生きてきたのである。他者から押しつけられるイメージと、みずからの経験に根ざした自己イメージのあいだに齟齬が生じているからこそ、かれらはあえて自分たちの実践について語ったのではないだろうか。

それだけではない。かれらの当時の経験は、現在の暮らしに力を添えるものとして、その後の生活過程のなかに肯定的なかたちで活かされている。たとえば、語り手のひとりであるSさんは、現在では園内の陶芸活動を主導しており、全国各地で展覧会を開催するなど積極的な活動を展開している。また別の語り手は、療養所の外の世界で、多様なボランティア活動に参加し活躍を続けている。Sさんはよく「あの頃だってできたんだから、いまだって何かできるさ」と口にするが、この語りは、かれらが過去の経験を参照しつつ現在の生活を構築しているということをよく示すものだろう。

「経験」についてエドワード・ブルーナーは、「行動や感情だけでなく、それらの行動や感情についての熟考をも含む」ものであり、「つねに過去を考慮に入れて未来を見越す」ものであると論じているが（Bruner 1986: 5-8）、この議論はかれらの「経験」を説明するのに適している。過去の経験、とくに、みずからの生を少しでも豊饒なものとするために試行錯誤した経験は、その後の生活のなかでも「何かできる」という確信を支えていくものとなる。そして、抑圧された状況下で生きてきたからこそ、こうした経験は、よりいっそうの重みをもって現在に持ち越されていくのだ。本章の語り手たちはこの重みを肌でわかっているがゆえに、あえてみずからの経験を「楽しかった」「面白かった」と表現し、それを語ろうとしたのだろう。このようなかたちでかれらの現在を支える経験——自己存在の肯定を支える経験——もまた、ハンセン病者の「歴史」のひとつの重要な側面を構成している。

構造的制約の多い状況のなかで、生を豊かにしていくこれらの営みを通して、私たちは、ハンセン病者の経験世界の新たな領野にふれることができる。かれらが闊達な口調で紡ぎ出す物語は、別様の歴史のありかを示すと同時に、過去の記憶が現在の生に接合される局面をも指し示していたのである。

第 4 章

底辺から革新する運動

療養所を拠点とする政治的実践の動態

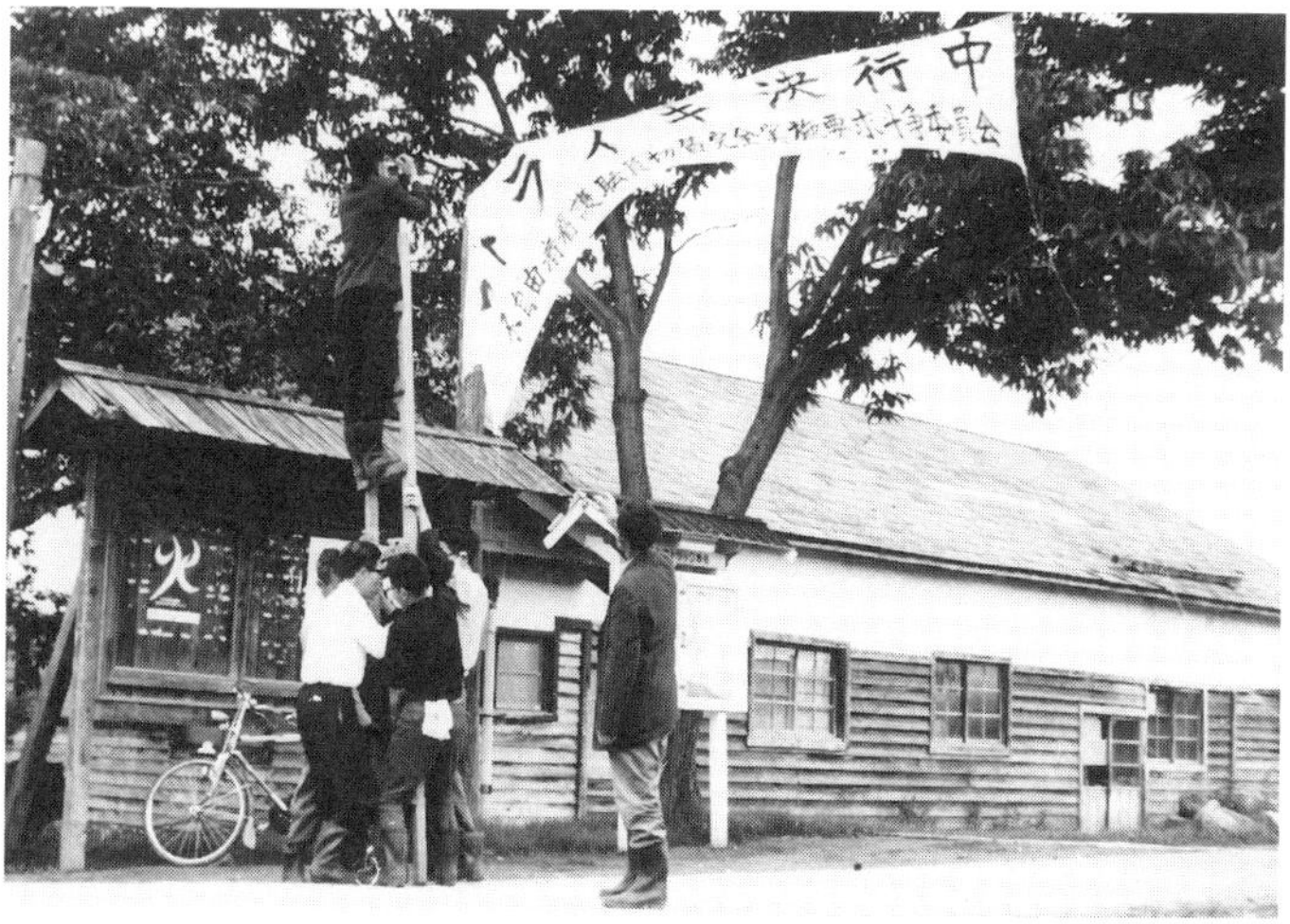

ハンセン病療養所では，極限状況のなかを生き延びていくために，そして，みずからの生きる世界をよりよいものに変えていくために，さまざまな運動体が組織されていた。

1　はじめに――ハンセン病患者運動の多面性に分け入るために

本章は、聞き取り調査と文献資料の分析に基づいて、戦後日本のハンセン病療養所における患者運動の生成・展開過程を明らかにすることを目的とする。なお、対象時期は第二次世界大戦終戦（一九四五年）から一九八〇年代までとする。

戦後日本の患者運動は、脱施設化や自立生活運動など、一九六〇年代以降に欧米から輸入された概念によって、その意義が語られることが多かった。しかしそれ以前、すなわち終戦直後から一九五〇年代にかけて、かなりの激しさをもつ運動が、全国各地の隔離収容施設（結核療養所・ハンセン病療養所）の周辺で展開されていたことはあまり知られていない。たとえば結核療養所の「残飯闘争」、帰る家を失った病者たちによる「コロニー開拓」という名の不法占拠とコミューン建設、伝染病であることを逆手にとった「ツバキ戦法」など、この時代の患者運動は、創造的かつ野性的なエネルギーに満ちていた。これらの活動はしばしば、手段と目的の連関すら脱臼させてしまうほどの勢いをもち、やけっぱちで非合理的にみえるような局面もあったが、しかし確実に、病む人々に対する社会的認識の転換を促し、その後の日本の社会保障制度確立の礎を築いてきた[1]。

ハンセン病療養所の患者運動に関する先行研究は、ハンセン病療養所入所者の全国組織である「全国ハンセン病患者協議会」（略称「全患協」）の活動の時期区分を提示したもの（後藤 1996）、戦前の患者自治をめぐる動きを跡づけたもの（森ほか 2005）、一九五三年のらい予防法闘争へと至る動きを跡づけたもの（藤野編 1996、成田 2009）などがあるが、らい予防法闘争以降のハンセン病者の運動を、全患協以外の運動体も射程に収め包括的に検討した論考は、いまのところない。また、らい予防法闘争以前と以後の運動方針の変容過程を通観したうえで、かれらの営みの総体を、全体性のヴィジョンのもとにとらえなおす試みもなされていない。ハンセン病者の運動は、その意味と意義がくみあげられることなく、歴史の闇のなかに沈んだままとなっている。

この忘却の原因のひとつとして、一九五三年のらい予防法闘争以降のハンセン病者の集団的実践の、運動史上への位置づけの困難さを挙げることができる。一九五〇年代後半以降の結核・ハンセン病療養所の患者運動は、かつての激しさは影をひそめて、直接行動から交渉を基調とするものへと運動の質が変化した。らい予防法闘争以降のハンセン病者の運動は、明瞭な「反隔離」および「反体制」という方向性をとっておらず、一時は、「らい予防法廃止」が全患協の活動目標から消えた時期さえあった。さらに踏み込んでいうと、「よりましな隔離」を志向しているようにみえる主張や動きもあり、一見すると、当時の障害者運動が推進してきた脱施設化や自立生活運動という流れと逆行するようにさえみえてしまう。

こうした複雑かつ多面的なハンセン病者の運動を適切に理解するためには、次の二つの作業を経る必要がある。

ひとつは、ハンセン病患者運動の草創期に当たる戦前の動きと、らい予防法闘争を頂点とする「激しい闘い」、および、それ以降の「静かな闘い」の三つの局面を射程に収めたうえで、それぞれの時代の運動のなかに共通して存在するものを見定める作業である。そのための事例として、本章の第2節では戦前の自治会設置の経緯とその活動内容を概観し、第3節では終戦直後の運動の再組織化のプロセスをたどる。第4節では、「病者の戦術」に焦点を当てて、らい予防法闘争の記述を行う。ここで戦術に焦点を当てるのは、闘争という非日常的な場面における抗いのスタイルのなかにこそ、乱調とうねりをはらむ病者の集合心性——病者の生に宿るリズム——が、鋭角的なかたちで表出されると考えられるからである。第5、6節では、らい予防法闘争以降の運動の軌跡をたどる。

ハンセン病患者運動の多面性に分け入るために、二つめに必要とされるのは、それぞれの時代の医療行政と病者の生活状況をふまえたうえで、ハンセン病患者運動にかかわる複数の運動体の布置を読み解く作業である。一般的には、ハンセン病者の運動＝全患協とみなされているが、ハンセン病患者運動の展開は、「全患協と国家との対決」という単一の枠組によって説明できるものではない。ハンセン病者が提起した問題と全患協の主張を同一視する分析は、「隔離」という政策的手段をめぐる複雑な動きと、それに対峙する運動が直面してきたさまざまな葛藤を見落としてしまうことになる。

療養所外の運動体としては、全日本国立医療労働組合（以下、全医労）と日本患者同盟（結核療養所患者の運動組織）が、ハンセン病者の運動と支援協力関係にあった。療養所内の運動体としては、在日韓国・朝鮮人患者による組織（「在日朝鮮人・韓国人ハンセン氏病患者同盟」）と、視覚不自由者による組織（「全国ハンセン病盲人連合協議会」）を重要なものとして挙げることができる。第6節では、隔離政策下の療養所で二重に周縁化された位置にいたこれらの人々（在日外国人・視覚障害者）の集団性の輪郭をたどり、相互の運動体の関係性を把握する作業を行う。第5節と第7節では、当該時期の医療行政の流れをふまえたうえで、全医労・日本患者同盟との連帯という背景から浮かび上がってくるハンセン病患者運動の意味を読み取る作業を行う。これらの事例の検討を通じて、ハンセン病者の運動に通底する思想を浮き彫りにすることが、本章の課題となる。

2　草創期のハンセン病患者運動——自治の模索

本節では、戦前と戦後のハンセン病患者運動に通底するものを見定めるために、草創期の患者自治の様相を跡づける作業を行う。これは戦後へとつながる運動の原型を解明するための基礎的な作業ともいえる。ただし、戦前の患者自治をめぐる動きについてはすでに詳細な先行研究がなされているため、本節では、戦前と戦後の活動の連続性を知る手がかりとなる事例に焦点を絞り、その様相を素描するにとどめる〈2〉。

九州療養所（現・菊池恵楓園）では、一九二六年に自治会が結成された。当時の九州療養所の状況と、自治会結成までのいきさつ、活動内容などを記した資料が残されている（国立療養所菊池恵楓園患者自治会編 1976）。それによると、まず当時の生活状況としては「全く淋しい原始的な生活であった。患者の多くは放浪性に慣れて自暴自棄の振舞多く、徒に当局や一般社会に対する不平不満の反抗的気分が横溢して、本能の赴くままに厳重な当局の眼を盗んで、賭博や酒色に耽るという状態であった。従って暴力行為等も多く、真面目な弱い患者は実に陰惨な明け暮れを過ごさねばならなかった」（国立療養所菊池恵楓園患者自治会編 1976：1）とある。また、現金収入を得ることを目的として、重罰を覚悟で療養所外に逃走する患者や、療養所の外で物乞いをした後に戻ってくる患者も多くいた。「金を持っている人達の間で無一文で共同生活を送るということは『死ぬよりもむしろ苦痛であった』」（国立療養所菊池恵楓園患者自治会編 1976：1）と述べられている。当時の療養所では、患者間の経済的格差は争いや逃走を引き起こす深刻な問題となっていた。この点は九州療養所に限らず、ほかの各療養所でも同様であった〈3〉。こうした施設としての不備により、療養所内には暴力的な集団が跋扈《ばっこ》し、弱肉強食の原理が敷かれていた。

このような状況を背景として、患者自身がみずからの生活を守ることを目的として、自治会の結成が提案された。この時期に、すでに外島保養院では、今田虎次郎や村田正太など歴代所長の指導と影響下で患者自治制度が整備されつつあった（松岡 2005）。外島保養院とは対照的に、九州療養所では、患者側から自発的なかたちで自治会結成の準備がすすめられることになった。自治会の活動内容として、まず、無収入患者の救済措置に向けた取り組みがなされた。残飯を利用して豚を養い、作業場を建てて数々の事業を起こし、その利益をもって互助救済に当てるという活動がなされた〈4〉。次に、印刷機を購入して、自治会機関誌や文芸誌等の出版が行われた。前者の畜産・農産事業は、第二次世界大戦下での窮乏状態を自給自足で生き延びる一助となった。後者の出版物の発行は戦後も活発に続けられ、単なる慰安や娯楽という範疇を超えて、患者自身の言葉とメッセージを、隔離壁の向こう側へと送り届ける媒体としての役目をもつことになった。

九州療養所に続いて、大島療養所（現・大島青松園）、北部保養院（現・松丘保養園）、長島愛生園でも次々と自治会が結成された〈5〉。こうした患者自治制度の導入は、一部の患者に管理と取り締まりを担わせ統治を円滑なものにするという点において、為政者側にとって合理的な統制手段だった。しかし、自治制度の導入によって、患者は施設当局と交渉の場をもつことができるようになった。この時期に築かれた自治の基盤は、その後のハンセン病者の政治的活動にとって、ひとつの重要な足場となったと考えられる。

戦前の患者自治をめぐる動きについて、本節で確認しておきたいのは次の点である。ひとつは、「生活の防衛」ということが、患者自治会結成の重要な動機になっていたこと。もうひとつは、療養所内の経済的格差を是正するための再分配制度を編み出すことが、患者自治を確立していくさいの主要な原動力となっていたこと、である。この二つの方向性は、戦後の運動のなかにも継承されることになる。

3　終戦直後の状況――「五療養所患者連盟」から「全患協」結成へ

ハンセン病者の全国的な運動が組織化される背景となる、終戦直後の社会と療養所をめぐる状況を概観しておきたい。

一九四五年一二月に労働組合法が制定され、労働運動・民主主義運動が日本各地で堰を切ったように高揚した。全国の病院や療養所などの医療施設にも、民主化のうねりは波及した。終戦直後に真っ先に患者運動を展開したのは、結核療養所の入所者だった。戦中および終戦直後の結核療養所は、深刻な食糧不足で餓死する患者が続出していた。労働運動や農民運動の経験をもち、病に倒れ結核療養所に入っていた元活動家たちは、みずからの命を守るためには「組織」が必要であると、ほかの患者に説いてまわった（長 1978：94-95）。かれらは、病院経営者の弾圧と監視の網をかいくぐぐるように、一見他愛のない園芸や俳句などのサークルを通して結集の輪を広げ、消灯後に密かな集まりをもち、周到な準備を重ねた。こうして、全国各地の結核療養所で次々と患者自治会が結成されていった。各療養所の自治会は相互に連絡をとりあい、首都圏では都内の結核療養所自治会の連合体である都患同盟が結成された（東京都患者同盟中央執行委員会編 1996）。都患同盟は全国患者組織の結成を呼びかけ、各地の結核療養所がこれに呼応し、一九四八（昭和二三）年に日本患者同盟が結成された（日本患者同盟四〇年史編集委員会編 1991）。これは日本で最初の、結核患者による全国的な患者組織となった。ハンセン病療養所入所者は、このとき組織化された結核患者の運動と密接な協力関係をもつようになる。

終戦直後の激動のなかで、各地の国立ハンセン病療養所でも組織結成の動きが始まった。ハンセン病患者による全国組織結成の呼びかけを最初に行ったのは、鹿児島県の星塚敬愛園（以下、敬愛園）の入所者たちだった。

ハンセン病患者運動において、敬愛園の人々の果たした役割は大きい。戦後にいちはやく運動を始めたのも、一九九八年に国家に対する訴訟を最初に提起したのも、敬愛園の入所者たちだった。以下では、戦後の敬愛園で患者運動を牽引し、半世紀後の一九九八年には訴訟の原告団のひとりとなって隔離政策との闘いを続けてきたＫさん（敬愛園退所者・男性）のインタビューデータと文字資料を照合しながら、終戦直後から予防法闘争（一九五三年）までの敬愛園の動きを跡づけていく。

敬愛園では、職員との交渉の末、一九四六年に自治会（「敬愛会」）が結成された。これは、戦前からあった自治組織（翼賛常会）を発展的に解消して再組織化したものだった。自治会本来の機能を取り戻すために、機構と規約を全面的に改定して再出発することになった（星塚敬愛園入園者自治会編 1985：105）。

敬愛園自治会はまず、一九四六年に制定された生活保護法に着目した。かれらは一九四七年二月に、鹿児島県に対して生活保護法の適用を求めて陳情を行った。生活保護法が制定された直後の時期であり、自治会でもこの法の内実をつかみかねていたため、この陳情は、「なんせよくわからんし、いちかばちか」（Kさん）の賭けに近いものだった。しかし、早くも翌月から、月額四五円の生活保護金が支給される運びになった（星塚敬愛園入園者自治会編 1985：113）。

敬愛園での生活保護法の適用を知り、全国各療養所からの問い合わせが相次いだ。敬愛園自治会は、問い合わせには資料を送りアドバイスをした。こうして、ほかの療養所でも次々と生活保護法の適用が実現していった。この過程で敬愛園自治会は、「まず連絡網をつくらんといかん、そして、われわれだけでなくほかの療養所の仲間と力を出し合うこと」（Kさん）の必要性を痛感したという。

そこでかれらは、ハンセン病者の全国組織の結成を各園に呼びかけた。しかし、他園もそれぞれに思惑や園内事情があって多くは賛同はしなかった。結局、参加を表明したのは菊池恵楓園、駿河療養所、栗生楽泉園、松丘保養園だけであった。この五園が結束し「五療養所患者連盟」が結成された。本部は敬愛園自治会に置かれた。

本部となった敬愛園自治会では、さっそく、加盟支部の生活保護金支給状況を調査した。支給額は月額五〇円から一二〇円まで療養所ごとにまったく異なっており、県や市の財政事情によっては支給が遅れがちなところもあった。五療養所患者連盟では、この調査結果をもとに、より統一的かつ確実な患者援護を制度化するために、政府に「生活保護金を、全国入所者一律にするため本省予算として計上されたい」（星塚敬愛園入園者自治会編 1985：113）という陳情を行った。また、医療の充実など各項目にわたって、衆参両議院と関係各省庁に陳情書を送った。その結果、一九四八年から、生活保護に代えて「患者慰安金」が本省予算として支給されるようになった。敬愛園の人々が「いちかばちか」で投じた一石が、全国の入所者の基本処遇の向上へと結びついたのである。

同一九四八年に、全国各地の療養所で、ハンセン病の新薬「プロミン」を購入するための国家予算を要求する動きが生じた。多磨全生園内に「プロミン獲得促進委員会」が組織され、入所者はこの委員会を通じて、医師への協力要請や国会陳情などを行った。この運動は結実し、翌年には予算措置がとられ、プロミンは全国の療養所に全面的に導入されることになった。

多磨全生園は、プロミン獲得促進委員会の目標達成の後、一九五〇年に五療養所患者連盟に対して全国組織結成の逆提案をした。五療養所患者連盟本部の星塚敬愛園自治会は、その発足当時から同連盟を全国組織結成までの暫定的な組織と位置づけていたので、これを諒承した（星塚敬愛園入園者自治会編 1985: 147)。こうして、一九五一年に、ハンセン病療養所入所者の最初の全国組織である「全国国立癩療養所患者協議会」が結成された[6]。

この組織は一九五三年に「全国ハンゼン氏病患者協議会」(略称「全患協」)と名称を変更し、その後も幾度か改称を重ねている(序章注〈7〉参照)。以下、本章では読みやすさを考慮して、一九五三年から一九九六年までの略称「全患協」を用いる。

4 らい予防法闘争

一九五三年には、ハンセン病運動史上最大の闘争である「らい予防法闘争」が起きる。この闘争の経緯に関しては、医学界・政界の動きと関連づけてこれを跡づけたものなど、先行研究が豊富にある。したがって本節では、この闘争のなかでハンセン病者がとった「戦術」に焦点を絞って、記述することにしたい。

この闘争の引き金となったのは、一九五一年の参議院の厚生委員会における、ハンセン病療養所園長たちの発言だった。光田健輔ら三人の園長が「患者の意志に反しても療養所に収容できる法律と強権が必要である」といった旨の証言を行った。この発言内容(「三園長証言」と呼ばれる)を知った全国の療養所入所者は憤激した。

一九五二年、多磨全生園にて全患協の第一回支部長会議が決行されることになり、全国各療養所から患者代表が上京した。隔離政策下において、療養所所長の許可なく外出することは「非合法」行為となるが、妨害と抑圧をはねのけ、東京へ向かう列車のなかでは病で変形した顔を隠しながら、各療養所の代表が集合した。このときのことは、「やっと会うことの出来た顔、顔、顔であり、顔を見ただけで涙の出てきてしまいそうな顔ばかりであった」(全国ハンセン氏病患者協議会編 1977:43)と記録されている。

このときの第一回支部長会議で、癩予防法改正に関して討議がなされ、患者側の要望を総合するかたちで改正案を作成する方針が決まった。この改正案は、入所者の生活保護金を法定化すること、保護的性格をもった予防法にすること、懲戒検束規定を廃止すること、強制収容の条項を削除すること、などの項目を盛り込んだものになった(らい予防法改正促進委員会 1953a)。

全患協はこの改正案を衆議院厚生委員会に提出したが、後に政府側から提示された改正案草案は、全患協の要望をことごとく無視・否定したものだった。そのままの政府案が国家に再提出されることを阻止するため、患者側は実力行使に出ることになった。

この予防法闘争に関して、私は以前、多磨全生園内の全患協本部の倉庫で関連資料を見せていただいたことがある。以下、本節では、闘争参加者へのインタビューデータに加えて、細部についてはこれらの文字資料などを参照しながら、当時の様子を記述してみたい。

予防法の改悪を阻止するために、全国各園で抗議活動のための話し合いがなされた。このとき入所者がとりうる戦術は、二つあった。国会への直接陳情と、患者作業の放棄（ストライキ）である。国会へ直接陳情するさい、闘争初期の段階では、療養所から外には出ずに（つまり「合法的」に）、かつ、病で身体が不自由な者も参加できる方法として、「ハガキ陳情」という手段がとられた。これは結核療養所でも採用されていた方法で（長 1978：115）、隔離施設に収容された人々のあいだで独自に編み出された運動戦術だった。

作業放棄については、介護する人がいなくなると不自由者が困るのではないか、という懸念が多くだされた。それに対しては、「①作業は不聊《ママ》と小遣い欲しさのためにやってきたが、強制される筋合いではなく、②かえって必要、妥当な職員数を確保するため、職員定数をみなおさせる機会にもなり、③施設運営はもともと、当局の責任で円滑が期せられるべきもの」（全国ハンセン氏病患者協議会編 1977：51）という見解が全患協の側から示された。患者作業の放棄は、「らい予防法」に反対するためのアピールとしてのみならず、療養所内における強制労働の不当性を訴えるためにも、必要かつ有効な戦術だった。

全国の療養所でハンガーストライキに入る者が続出した。ここに、ハンガーストライキを実行した入所者による手書きの声明書がある。一部を引用する。

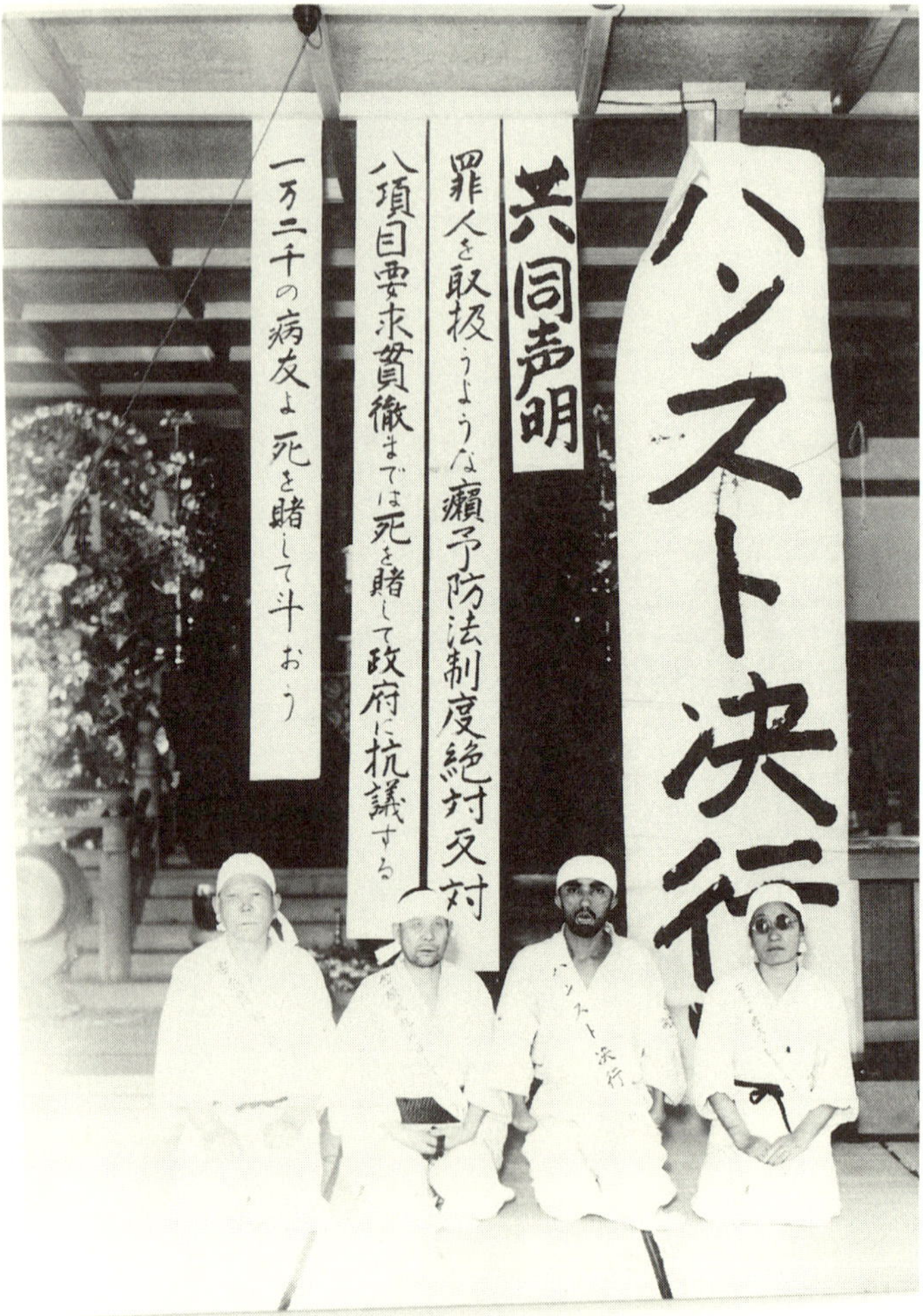
ハンスト決行
共同声明
罪人を取扱うような癩予防法制度絶対反対
八項目要求貫徹までは死を賭して政府に抗議する
一万二千の病友よ死を賭して斗おう

松丘保養園にて，ハンガーストライキを行う入所者。

そうです、体内の血をすべて呪詛にかえて鬼となってでも叫びつづけます。旧約の時代より、私達ライ者はケガレタ者として、頭にすずをつけさせられたり、その他きくだけでも気狂いになって此のとりすました世界をぶちこわしてやりたい衝動に駆られるほどに、不当の取り扱いをうけてきたのです。（中略）せめて此の世に生れてきた人間として、ライ病によって、此の世俗の地位、名誉を失った裸のままの人間として、最後の、唯一のよりどころである人権だけは失いたくありません。（月田まさしほか『声明書』）

当時の気迫が伝わってくる文章である。不当な社会的排除や理不尽な仕打ちを受けた経験をもつ人ならば誰しも、「此のとりすました世界をぶちこわしてやりたい」感覚は、身体で理解できるのではないだろうか。

各療養所でストライキとデモが決行されるなかで、この闘争を支援する動きも生じてきた。全医労（全日本国立医療労働組合）と日本患者同盟の代表は、多磨全生園で開かれた患者総決起大会に駆けつけ、支援を約束した。長いあいだ孤立を余儀なくされてきたハンセン病者の運動は、このときようやく支援のネットワークを獲得したのである。このネットワークは後にも引き継がれ、たとえば一九五七年の「朝日訴訟」（結核患者によって生存権の内実が問われた裁判）では、全患協が日患同盟を全面的に支援し運動に協力した。

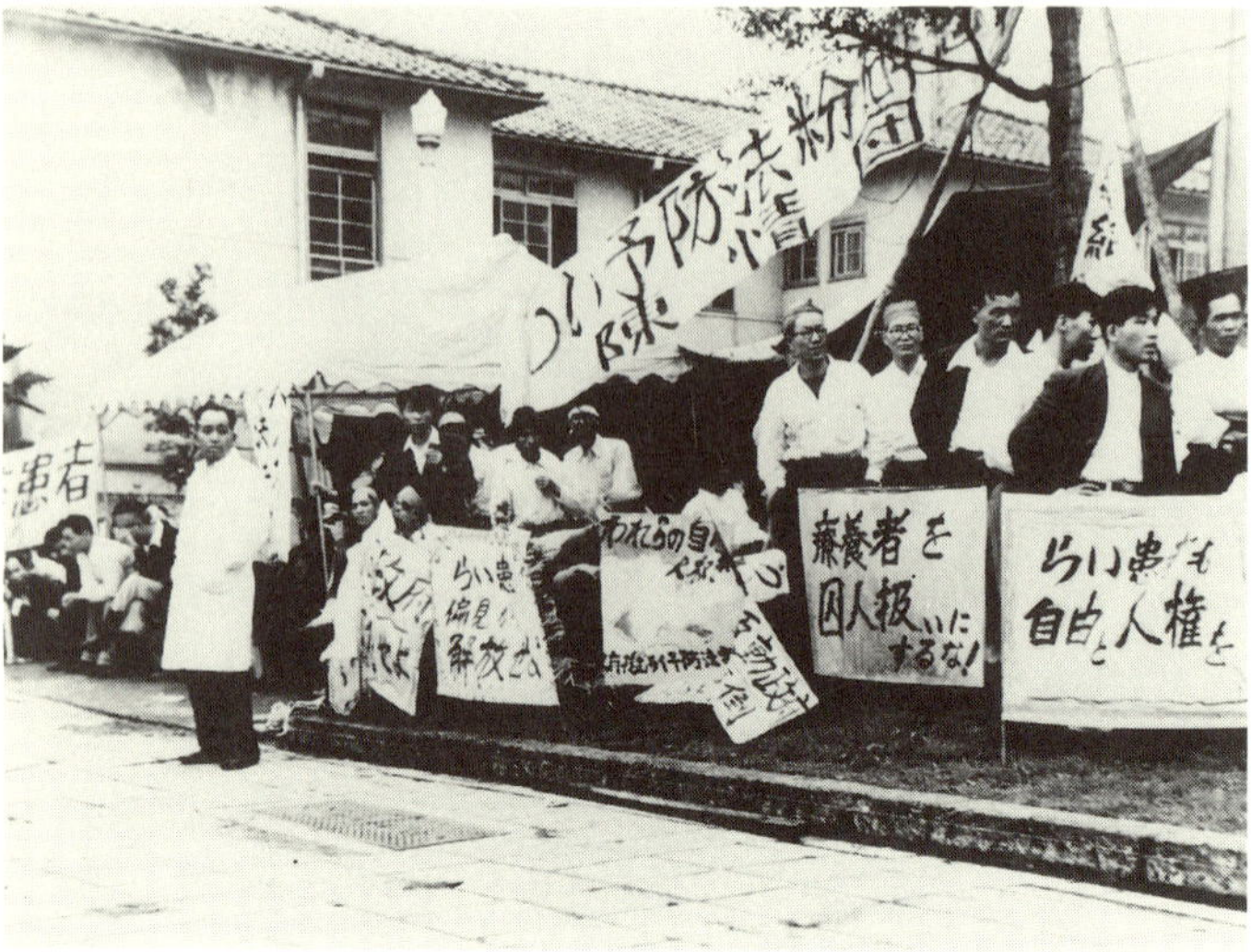
療養者を
囚人扱いに
するな!
らい患者も
自由と人権を

参議院通用門での座り込み。

　全医労と全患協は、運動をさらに強化するために、戦術を直接陳情から座り込みへと切り替えることを検討した。これまで全国の療養所でとられていた戦術（園内デモや作業放棄など）は、実力行使ではあるが、療養所内に留まっているという点で「合法的」手段であった。国会への座り込みとなると、隔離政策下では「不法」あるいは「非合法的」な行為となる。しかし、悪化するいっぽうの状況のなかで「何をしても、これ以上悪くなることはない」と入所者たちは判断し、座り込みを決行することになった。

　一九五三年七月一日、座り込み第一陣は、療養所当局と警察の妨害を避けるため、集団ではなく小人数に分かれて早朝の電車に乗り込んだ。警察は午前八時から西武池袋線各線に張り込んだが、手遅れだった。この座り込み第一陣は、翌日には一二〇人に、四日には一八〇人にまで膨れ上がった（全国ハンセン氏病患者協議会編 1977：56）。座り込みの期間としては、国会では前後合わせて一三日間、さらに厚生省で一一日間に及んだ。

多磨全生園では、残った患者たちは全員、本館前に座り込んでいた。かれらは、国会で座り込みをしている陳情団が政府によって強制収容されるような事態になれば、ただちに「全員園外に脱出し田無街道を南進国会に向うことを決定」し、待機していた（らい予防法改正促進委員会 1953b）。

国会前では、陳情団と当局との衝突が生じていた。政府側は「なだめ、すかし、おどかし、と云うこみいった手段」を用いて陳情団の退去を迫った。陳情団が退去命令を一蹴すると、政府側の役人は「それから約十分後には再び現れ、その背後には武装した警視庁予備隊三十余名、予防着をつけた本省の連中数十名がひかえ」、どうしても退去しないなら強制的に退去させると陳情団に告げた（らい予防法改正促進会・菊池支部 1953）。

これに対して患者側の陳情団は、「強制して見ろ、直ちに多磨の入園者一千名が厚生省に押しかける。又長島でも貨車を買切つて《（ママ）》上京する」と逆に脅しをかけた。すると政府側は狼狽して、発言を取り消した（らい予防法改正促進会・多磨支部 1953）。

この時期の国会前には、スト禁止法に反対する日本炭鉱労働組合・東京電力労働組合等の労働者のテントと、接収に反対する（石川県の）内灘闘争のテントが並んでいた。全患協は、この列のなかの少し離れた場所にテントを設置した。かれらとのやりとりについては次のような記録がある。

スト規制法に反対して立ち上がっている炭労や電産、また内灘の人たちが手をふってげきれいしてくれるのを、みなぴんと胸にうけて「あの人たちも私たちと同じだよ」という声がもれ、わッとかん声と声援がおくられた。（全国国立ハンゼン氏病療養所患者協議会 1953：6）

座り込んで三日目の日だったか、スト禁反対の帰りに全逓を始め多くの労働組合が我々のテントの前を「頑張れよ、頼むぞ」と連呼しながら通ってゆく。「予防法粉砕」を叫ぶ我々のパンフを手にとりながら（中略）もうこうなれば予防法闘争のみ孤立してはいけないのだ。共通の叫びを訴える者同志が手を組んで、この叫びを押さえつけようとする輩に対して闘い続けなければ明るい療養も出来ないのだと、さきの挨拶を聞いて痛感した。（全国国立ハンゼン氏病療養所患者協議会 1953：6）

ハンセン病患者運動と労働運動・反戦平和運動とでは、要求内容は当然ながら異なっている。長きにわたって隔離されてきたハンセン病患者と一般社会の労働者が、ともに列をなして当局と対峙したのはこのときがはじめてであった。

しかし、同じ一列をなしているとはいえ、当局側からみれば、ハンセン病患者はやはり「特殊」な存在だった。厚生省の役人と警察官は患者を恐れて、しばらくは近づこうとしなかった。座り込みの患者がトイレに行くためテントを離れると、厚生省から派遣された消毒係が消毒液を撒きながら後から付いていった。二〇〇〜三〇〇人ほど配置された東京都の衛生課員は、みな一様に、白衣、マスク、ゴム手袋をつけ、患者を取り囲んでいた。これは労働運動や反戦平和運動にはみられない、独特のものものしい光景だった。

予防法闘争参加者は、当時のことを次のように回想する。

「外出許可というのは出ませんから、脱柵（療養所から密かに脱出すること――引用者注）するんですよ、暗いときにね。そうやって全国から集まってきた仲間が、全生園に泊まって、国会に通ったんです。暑いときでしたから、垢と埃で、シャツが真っ黒になってね。（中略）命がけですよ。全生園のトラックは、行きは握りめしを乗せてきて、帰りは倒れた病人を、乗せて帰るんです。」

「座り込みも、何回も行ったよ。暑いときだったねえ。警察の人が大勢で、白衣やらマスクやら重装備で、われわれを取り囲んでね。威嚇するわけよ。でも警察の人も、伝染病の人間には触りたくないのよ。それに、全生園の人間をつかまえたって、入れるとこないから、だから、おどかすだけ。おっかねえんだな、すぐうつると思ってっから。（中略）それで俺たちは、連中が近づいてきたら、『らいを、うつすぞッ』て、ばっと、タンやらツバキやら吐いてやったの。そしたらサアッと見事に、離れるの、白衣の連中が。」

この「ツバキ戦法」は、予防法闘争の座り込みに参加していた人に当時のことを尋ねると、必ずといってよいくらいに語られるエピソードである。この痛快な戦法は、「らい」という病名が負ってきた恐怖のイメージを、あえて忠実に体現したものである。かれらは、「らい」と名指されることによって、仕事を、家族を、故郷を、人間らしく生きる権利のすべてを剝奪された。さらにこの病名は、病んだ身体の内側へと折り返され、患者自身を蝕んでいく呪縛の言葉でもあった。かれらは、この病に徴《しるし》づけられた負性を、まさにそれを破壊するかのように、戯画的に模倣し、非ハンセン病者である人々の側に投げ返したのである。

結局、政府側は患者側の要望をまるで無視するようなかたちで、らい予防法を「改正」した。その意味では、らい予防法闘争は「敗北」に終わった。しかし、この闘争によって、日本社会のなかにあるハンセン病者に対する構造的な差別が可視化され、同時に、ハンセン病者自身のもつ力、連帯の力が可視化された。こうしてかれらは、当時活性化していた労働闘争の場から少し離れたところに、新たな政治社会闘争の舞台を生起させた。

5　らい予防法闘争後の運動の再構築

全患協は、予防法闘争後も引き続き、予防法改正を前面に押し出して厚生省陳情を続けていた。しかし、一九六三年に改正委員会を開いたのを最後に、予防法改正に向けた運動は、いったん沈静化してしまう。そして一九六五年には、全患協の運動方針から「予防法改正」の項目が外される事態へと至る。

その背景には次のような事情があった。一九六五年一月に、事務部長研究委員会（各療養所の事務部長による研究会）が、「らい対策の大綱」を発表した。この大綱は、ハンセン病療養所のあり方をみなおすために、同委員会が二四回もの会議を重ねてまとめたものであり、厚生省のハンセン病対策に大きな影響を与えることが予測されるものだった。

この「らい対策の大綱」は、入所者側の立場と要望をまったく無視したものだった。この大綱の原則に移行するまでの暫定措置として同委員会が示した方向性は、次のようなものだった。「患者の身体的・精神的・社会的萎縮を改善すること」、肢体不自由者と視覚不自由者の「勤労意欲向上のための作業場等」を療養所内に設置すること、「所内に農場・牧場等を開き、また、一般企業会社と提携して下請け工場等を誘致し、その作業員として生産陣営に参加せしめ、おおむね三年程度をもって療養所の処遇を打切り、独立せしめる」こと（事務部長研究委員会 1965）。ここで「勤労意欲向上」が露骨に挙げられていることからも明らかなように、この大綱は、社会的弱者を「怠惰な存在」と決めつけたうえで、隔離収容施設にて労働に従事させるという、救貧法の発想に近いものであった。

　これに対して患者側からは、「事務部長研究会は表面上、不当な隔離政策撤廃の美名を掲げてわれわれの歓心をかいつつ、裏面ではハンセン氏病療養所を最少限度に縮小しようとする厚生省のお先棒をかついでいること明白である。このように『らい対策の大綱』は安上がり政策に通ずるものであることが明瞭であっても、理論的には反論しがたい弱身《ママ》がある」（全国国立ハンセン氏病療養所患者協議会 1965）などの危惧が示された。

　一九六五年九月一日に、全患協は「らい対策の大綱」に対して反対声明を発表した。こうして全患協は、これまで運動の主軸としてきた「らい予防法改正」を、いったん活動方針から外さざるをえなくなった。患者側の隔離政策緩和の要求が、施設運営費や社会保障費の削減を正当化する制度側の言説へと流用される危険性が生じてきたからである。

「らい予防法改正」の要求をいったん抑えなければならない状況のなかで、ハンセン病療養所では、所得と給付金をめぐる運動が前景化することになる。運動のこうした方向転換については、

「『人権闘争』から『経済闘争』に転向した」あるいは、運動が「保守化した」とする批判的な指摘があり、当事者側からもしばしば、こうした自己批判がなされることがある。

しかし、こうした見解に対して、私は別の立場をとることにしたい。ハンセン病者が提起した問題を全患協の主張だけに代表させるのではなく、療養所内の視覚障害者の運動（「全国ハンセン病盲人連合協議会」）や、在日外国人による運動（「在日朝鮮人・韓国人ハンセン氏病患者同盟」）などの動向も射程に収めたうえで、個々の運動の関係性をみていくと、表面的には「経済闘争」にみえる活動の、別の局面がみえてくるからである。

したがって次節では、まず、ハンセン病療養所内の視覚障害者や在日外国人によって展開された政治的活動の軌跡をたどる。そのうえで、これらの活動と全患協との関係性を注視しながら、この時期の運動がもっていた意味を探ることにしたい。

6　所得と給付金をめぐる運動

ハンセン病療養所内の在日外国人と視覚障害者の組織的活動を跡づける前に、療養所内で両者が置かれていた生活状況についてみておきたい。

療養所という閉鎖的空間のなかで強いられた共同生活は、「友人との関係、室員との関係、好意を有する人との関係、敵対感情を有する人との関係、弱きものとの関係、病気の軽重との関係、信頼する人との関係、同国人との関係、利害の関係、義務観念に於ける室との関係、室対室との関係、同宗教の関係、他宗の関係等、それ等の間を泳ぎ行く生活の複雑なる有様は言語に絶する」（内務省衛生局編 1923：82）ものであった。入所者は、劣悪な住環境という悪条件に加えて、逃げ場のない限定的な人間関係という面においても、日常生活のなかでたえざる緊張を強いられていた。

このような緊張と葛藤は、立場の弱い者になるほど苛酷さを増していく。古くからいる患者よりも新患者が、日本人よりも在日韓国・朝鮮人が、晴眼者よりも視覚障害者の方が、より多くの苦しみを強いられた。

療養所に新患者として入所したときのことについては、たとえば、「同室の人たちから、窓際のすきま風の当たる場所に寝るように指示された。寒くて眠れない日々が続いた」「何かモノがなくなると、新入りがぬすっと（盗人）扱いされていた」といったことが語られる。ただし新患者のこうした処遇については、入所してから時が経つにつれ立場がよくなるので、まだ救いがある。より深刻なのは、在日韓国・朝鮮人患者と、視覚障害者たちであった。

ある在日韓国人患者は、療養所生活を次のように回顧している。

出口のない絶望と孤独の生活は、人間からうるおいを奪ってしまい、我執だけの荒れすさんだ毎日が続けられるのです。ちょっとしたことで絶えずいさかいがあちらこちらに起こり、韓国人という事で正当な理由もなくしいたげられるような場合も多くありました。それと日本人僚友とちがって韓国人患者は貧しいものがほとんどで、無論家庭からの仕送りなどのあるはずもありませんので、一方では重労働を強制されながらその事がまたさげずみの種になるという、二重の苦しみに耐えなければなりませんでした。（崔編 2007：137-138）

閉鎖的空間での強いられた共同生活のなかで、立場の弱い者は、矛盾と葛藤のしわ寄せを一身に受けねばならなかった。

視覚障害者もまた、肩身の狭い日々を強いられていた。ハンセン病の後遺症によって身体障害者となった人々（「不自由者」と呼ばれる）を介護するのは、職員ではなく患者の役目だった。日本のハンセン病の場合はとくに、病によって視力を奪われるケースが多かったので、視覚障害者の付き添いは患者作業のなかでも一般的なものとして行われていた。生活を同じくする患者の世話になることは、視覚不自由者にとって大きな心理的負担になっていた。

このように、在日韓国・朝鮮人患者と視覚不自由者は、ただでさえ絶望的な療養所生活のなかでも、最底辺の位置にいた。だからこそ、戦後のハンセン病療養所では、在日韓国・朝鮮人の運動と視覚障害者の運動が活性化し、独自の展開を遂げることになった。この点について、次に詳しくみていくことにしたい。

「全国ハンセン病盲人連合協議会」と年金獲得運動

終戦後、日本でも欧米の先進国にならって年金制度を導入することになり、国会で審議が始まった。その審議の過程で、ハンセン病患者は年金の受給対象から外されることが明らかになった。そこで、各療養所の視覚障害者は、「全国ハンセン病盲人連合協議会」（一九五五年結成。以下、全盲連）を拠点として、ハンセン病患者を受給対象から外すことがないよう厚生省や国会に訴える活動を展開することにした。

全盲連は当時、組織としては、全患協の傘下に置かれていた。しかし、この年金獲得運動は全患協の指示によるものではなく、全盲連の独自の活動だった。むしろ、全患協は当初、全盲連の年金獲得運動に対して反対の立場をとっていた。

なぜ全盲連は、全患協の反対を押し切ってまで、年金獲得運動に踏み切ったのか。この点については、当時の療養所で視覚障害者が置かれていた状況をみるとわかる。この当時、療養所のなかでも軽症の入所者は、園内作業や内職などによって若干の収入を得ていた。さらにこの時期から労務外出者が激増しており、かれらは園内作業では手にすることのできないほどの高額の賃金を手にしていた。現金収入を獲得することのできる入所者が日ごとに増えていく療養所のなかで、視覚障害者だけは収入の道が完全に断たれていた。視覚障害者にとって、年金獲得への道筋をつけることは、みじめな境遇から自力で脱出するための唯一の手段だったのである。

視覚障害者は、「ハンセン病者」としての特別措置ではなく、療養所外の一般の障害者と同等の処遇を求める運動を展開した。したがって、かれらにとってこの運動は単なる経済闘争ではなく、「五十三年のらい予防法闘争によっても獲得することのできなかった人権闘争であり、人間復帰運動」（松木 1993：273）としての意味をもっていた。

全盲連および各園の盲人会は、各都道府県の盲人協会・視覚障害者協会等に加入するなど、一般社会の視覚障害者との連携を試みた。また、厚生省や国会に実状を書面で訴えたり、地元の衆参議員を招いて陳情を行ったりした。その結果、一九五九年一一月に政令で支給が決定し、一級障害の盲人は月一五〇〇円の障害福祉年金が受けられることになった。

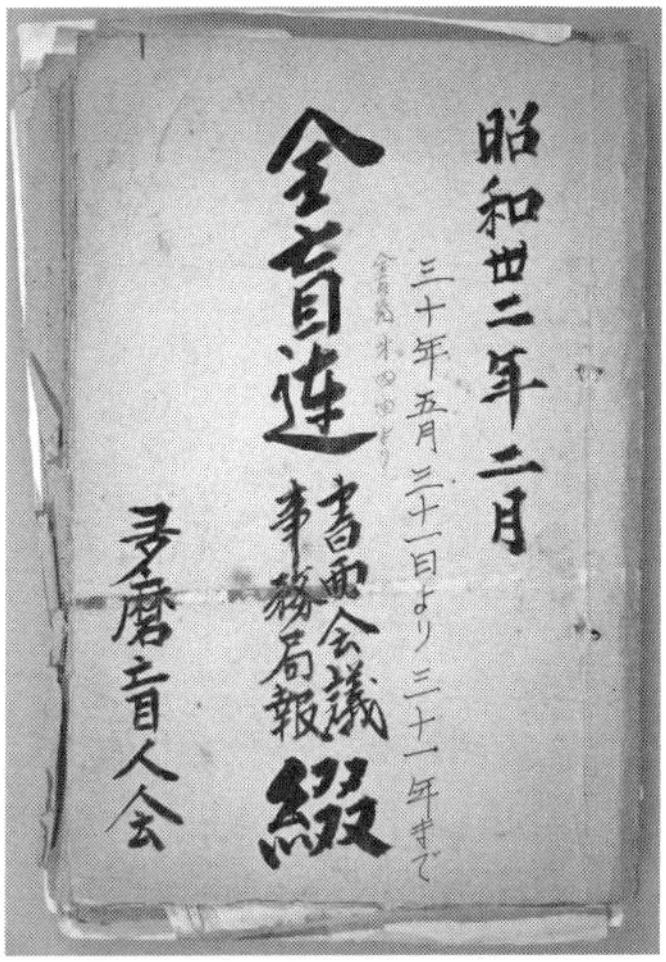

ハンセン病療養所の視覚障害者は，一堂に会することが難しい状況にあった。そのため，書面会議によって運動をすすめていった。

全盲連の活動が全患協に与えた影響

らい予防法闘争以降も、全患協は毎年、

厚生省での座り込みを行っていた。この時期の要求の最重要項目は、給与金増額と作業賃増額だった。「作業賃」というのは園内作業の報酬を指している。当時の全患協は、「給与金」よりも「作業賃」の増額の方に力を入れていた。この発想は、労働に見合う正当な賃金を求めるという点で、労働運動に近いものだった。

この「作業賃」というのは、制度的には、「作業賞与金制度」に基づいて支給されていた。「作業賞与金制度」は、刑務所とハンセン病療養所のみに存在するものであり、ほかには存在しないものである。所内の労働に対して賃金を支払うさいの基準とされる制度であるが、労働に見合う賃金というかたちで考慮されるものではなく、あくまで恩恵的意味をもって支払われるものであった。

このような制度の枠内で賃金を得ていたので、労働運動的な発想を拠り所にして賃金増額を要求しても、どうしても行き詰まりが生じてしまう。賃金増額の要求だけでは、ハンセン病者と囚人を同等とみなす押しつけられた枠組から脱け出すことができない。全患協がこの問題に直面していた頃に、視覚障害者による年金獲得運動が起きた。視覚障害者はこのとき同時に、療養所内の障害者の介護が患者作業としてなされていることに反対し、職員による介護へと切り替えることも要求していた（全国ハンセン病盲人連合協議会 1959）。介護が入所者の手によってなされている限り、介護される側である人々は日常生活のなかでつねに、肩身の狭い思いをしなくてはならない。本来ならば、患者への付き添いや施設運営のための労働力は、政府から支給されるべきものである。このことを、全盲連は訴えてきたのである。

全盲連による年金獲得運動の成功もあって、全患協は作業賃増額運動を一転して、年金獲得運動へと切り替えた。視覚障害以外の身体障害者にも年金が支給されるよう、適用基準の拡大を当局に要求した。かつて多磨全生園の自治会長を務めた松木信が指摘するように、「作業賃増額運動は刑務所内の待遇改善の域を出ないことを、全患協は全盲連の年金運動から学んだ」（松木 1993：195）といえる。

「在日朝鮮人・韓国人ハンセン氏病患者同盟」の結成と活動

前々項で確認したように、全盲連の活動によって、療養所内の視覚障害者も、一般社会の視覚障害者と同等の処遇を勝ち取ることができた。しかしこのとき障害福祉年金の支給を受けることができたのは日本国籍を有する者のみで、在日韓国・朝鮮人の入所者は除外されていた。

療養所の在日韓国・朝鮮人は、国民年金法の制定の前年（一九五八年）には、外国人患者が除外されるという情報を得ていた。そこで、全生園内の在日韓国・朝鮮人サークルである「読書会」と「互助会」の双方の代表が集まり、対応策を練った。各園の入所者もこれに呼応し、一九六〇年に在日朝鮮人・韓国人ハンセン氏病患者同盟（後に「在日韓国・朝鮮人ハンセン病患者同盟」と改称）が結成された。この組織を拠点として、日本人と同等の処遇を求める活動が展開されることになる。

在日朝鮮人・韓国人ハンセン氏病患者同盟と、日本人入所者が多くを占める全患協とのあいだには、軋轢が生じることが多々あった。しかし、障害福祉年金の受給格差というかたちで現れた資源配分の不平等は、朝鮮人・韓国人だけの問題ではなかった。というのも、知覚麻痺などハンセン病に固有の後遺障害は「障害」として認定されないため、多くの日本人患者も、障害福祉年金の対象外となっていたからである。

在日朝鮮人・韓国人ハンセン氏病患者同盟は、年金問題を、日本人患者と在日外国人患者に共通の課題としてとらえ、全患協に、「一石二鳥式に二者を救える方法として年金拡大運動の意義がある」「年金拡大と外国人患者の法的処遇を実現する運動を平行して進展すべきです」(在日朝鮮人・韓国人ハンセン氏病患者同盟 1975)と提案した。

これらの提案を受けて、全患協と全盲連と在日朝鮮人・韓国人ハンセン氏病患者同盟は、年金問題を軸として結束することになった。

一九七〇年に、厚生省は諮問機関として「らい調査会」を設置した。この「らい調査会」が、現状ではあまりにひどいということを認め、自用費方式というものを答申した。その結果、障害福祉年金および拠出制障害年金の受給者以外の人々には、格差是正のための救済措置として、一九七一年より「自用費」という名目で給付金が支給されることになった。これによって、療養所内は年金を受ける人と、自用費を受ける人のどちらかに分けられることになった。ただし、「自用費」というのはあくまで行政上の臨機措置であって、問題の根本的な解決というわけではなかった。したがって在日朝鮮人・韓国人ハンセン氏病患者同盟は引き続き年金獲得運動を続けた。

一九六六年に国連で採択された「国際人権規約」を、日本は一九七九年に批准し、さらに一九八一年には「難民条約」に加入した。それにともない、一九八二年に国民年金法が改正され、このときようやく、国籍条項が撤廃された。国内の運動の声に対応したのではなく、国際世論に押し切られるかたちで、国籍条項はようやく外されたのだった。

三つの運動の繋留点

ハンセン病療養所における「戦後」のひとつの特徴として、処遇の格差の拡大を挙げることができる。戦前はすべての入所者がほとんど同じ扱いを受けていたが、戦後は、治療薬（プロミン）の開発と国民年金法などの新法制定によって、患者間の生活水準の格差は顕著なものになっていた。

本節で記述したように、国民年金法の制定のさいに、入所者間の経済格差は深刻な問題として表面化した。こうした状況のなかで、まず療養所内の視覚障害者が立ち上がり、障害福祉年金獲得に向けた運動がなされた。この運動は成功したが、在日韓国・朝鮮人は年金の受給対象から外された。かれらは在日朝鮮人・韓国人ハンセン氏病患者同盟を結成し、日本人患者と同等の支給金を要求する運動を起こした。この二つの運動と全患協のあいだには衝突や葛藤が繰り返し生じたが、最終的に全患協は、最底辺の生活を強いられた人々に足並みを揃える方針をとった。こうして年金の受給対象から外された人々には「自用費」という名目の支給金が給付されることになり、療養所内の経済格差はほぼ消失した。

「戦後の患者運動が一定の成果を上げた」といわれるとき、この「自用費方式」の採用が念頭に置かれていることが多い。しかしこのことは、単なる経済状況の改善のみを指しているわけではないことに注意しておきたい。受給金額の問題ではなく、それまで救済の手が差し伸べられなかった人々（障害認定を受けることができない軽度障害者や外国人障害者など「谷間の層」と呼ばれていた人々）が救われた、という点が重要なのである。

全患協は、全盲連や在日朝鮮人・韓国人ハンセン氏病患者同盟と連携する以前は、園内作業賃の増額を最重点項目に挙げていた。しかし、この活動方針は、病者と非病者（療養所の内と外）を別個のものとして扱い、両者のあいだに明瞭な線引きを設けるという点において、「らい予防法」の枠内での待遇改善要求の域を出ないものであった。

これに対して全盲連の年金獲得運動は、療養所外の人々と同等の権利の獲得を目指すものだった。この活動によって療養所内の一級障害者も、療養所外の障害者や病人と同等の福祉が受けられるようになった。その意味において、全盲連の年金獲得運動はハンセン病者の「分離」や「隔離」を当然のこととする社会（政策）に対する告発であり、「らい予防法」によって剝奪された基本的人権を取り戻そうとする運動でもあったといえよう。

全患協の運動が「人権闘争」から「経済闘争」へ転化したことについて、批判的な意見も多く出されている。しかし、個々の運動体の布置を注意深くみていくと、予防法闘争後の運動が経済闘争のかたちをとった必然性がみえてくる。支給金をめぐる運動は、療養所内で最底辺の生活を強いられた人々を救済するためのものであり、この要求項目こそが、療養所内の晴眼者と視覚障害者、日本人と外国人の共闘を可能にする繋留点だったのである。

7　おわりに

防衛という闘争——合理化に抗して

一九五三年の「らい予防法闘争」以降のハンセン病患者運動は、療養所の解体ではなく、これを防衛するための動きが前景化するようになる。具体的には、療養所生活の改善、医師の補充、看護師増員などが運動の要求項目に挙げられるようになった。

隔離政策に反対するという本来の運動の方向性からすれば、当然ながら、療養所は解体されるべき対象となる。それにもかかわらず、なぜかれらは「防衛」という方向に向かったのか。その要因としては、予防法闘争の敗北や入所者の高齢化なども考えられるが、それだけでは事態はとうてい説明できない。少し立ち止まって、ここに生じた「ねじれ」を見極める必要がある。

そもそもハンセン病者の運動には、解決困難な矛盾がはらまれていた。国立ハンセン病療養所はらい予防法を根拠として運営されているため、運動側がらい予防法の廃止を主張し続ければ、最悪の場合、建物も設備も劣悪な療養所の生活状況を改善していく根拠を失うことになりかねない。ともすれば、かれらの住処である療養所の解体を招くことにもなる。一般社会に生活の基盤をもたず、差別や偏見のため再就職も困難な入所者にとって、療養所から放り出されることは死を宣告されるに等しいことだった。少なからぬ入所者が、らい予防法を廃止することに反対していたのは、このような理由によるものである。さらにいうと、長期にわたる被収容生活のなかで、療養所内の土地をみずから耕し、友人を看護し、相互扶助の組織をつくり、そこでの暮らしを少しでもましなものにするべく情理を尽くしてきた人々にとっては、たとえ隔離政策下の療養所であっても、これを「生活の場」として守ろうとする心性が生じてくるのも自然なことではないだろうか。戦前の療養所における自治会活動の主軸が「生活の防衛」であったことを、ここで思い返しておく必要がある。療養所の解体を覚悟してらい予防法を「攻撃」するか、らい予防法については諦めてみずからの生活の場を「防衛」するか。ハンセン病者の運動はこのような解決困難な矛盾を抱えたまますすんでいかざるをえなかった。

「防衛」という表現には保守的響きがあるが、これを闘われていた文脈のなかに置きなおしてみると、別の意味合いがみえてくる。戦後の国立病院・国立療養所をめぐる状況と、ハンセン病者の運動と支援協力関係にあった全医労・日本患者同盟の動きをふまえて、この点について確認しておきたい。

国立病院・国立療養所は、それが誕生した当初から、為政者側にとっては祝福されざる存在だった。厚生省からは一九六〇年一〇月に「国立療養所再編成計画」が、一九六五年には「国立療養所整備特別会計構想」が打ち出された。これらの政策は、医療への国庫支出の削減、国立病院・国立療養所の営利化、療養所の統廃合などをねらうものだった。こうした圧力に対して、全医労は「国立病院・療養所の整備拡充」「合理化（職員削減・統廃合）反対」を、日本患者同盟は「療養生活を権利として保障させる」ことを基礎に運動を展開してきた。表面的には変革的にみえないハンセン病者の戦術――療養所から「動かない」という戦術――は、これらの運動体と路線をひとつにし、病者を切り捨てる「合理化」の圧力への抵抗という意味をもっていたといえる。予防法闘争後に発行された機関紙などを見ていると、療養所入所者がハンセン病療養所をあたかも守るべき聖域のごとく表現している文章を目にすることがある。この奇妙な表現は、療養所運営予算の削減など、ただでさえ少ない療養所の資源を奪っていこうとする政府側の動きに対して発せられている。あるいは、療養所の統廃合の兆しをとらえたとき、入所者たちは強制されうる移動に対して、「動かない」ことを宣言している。ここまでくると、「移動」や「変革」は権力側からの呼びかけとなり、根源的な運動の本質は「不動性（immobility）」や「現状維持」にあるようにさええみえてくる。先に指摘した「ねじれ」とは、このような状況を指している。このとき「動かない」という身振りは、葛藤をはらみつつもどこかで、別の現実を到来させるための礎石となっている。

底辺からの革新――平等原理を推力とする運動の到達点

入所者間の経済的格差は、戦前・戦後を通じて、療養所内で最も深刻な問題とされていた。本章第2節で確認したように、戦前の療養所において施設当局からも患者側からも問題視されていたのが、療養所からの逃走と賭博だった。貧しさに耐えかねた入所者は、逃走と賭博に救いを求めた。このような状況のなかで、患者自治会が最初に取り組んだ仕事が、逃走と賭博に代わるかたちで療養所内に現金収入を獲得できる場を設け、それによって患者間の経済格差を是正することだった。最底辺の境遇に置かれた患者の救済は、患者自治の確立のための重要な原動力であったといえる。

この「最底辺の人に足並みを揃える」原則は、戦後の運動のなかにも引き継がれていく。第6節で述べたように、戦後のハンセン病療養所において患者間の経済的格差は、さらに深刻な問題になっていた。このとき最底辺の境遇にあった視覚障害者と外国人患者は、一般社会の障害者と同等の処遇を求める運動を展開した。全患協は、この二つの運動体と足並みを揃える方針をとり、それによって療養所内の経済格差はほぼ消失した。

こうして戦前の活動と戦後の運動を通観し、療養所内の政治的活動の布置を注意深くたどっていくと、ハンセン病患者運動に内在するひとつの編成原理がみえてくる。それは、格差の拡大を抑止する機能をもつ要素をみつけだし、それを共有と再分配に向けて組みかえていく平等主義的原則である。この原則は戦前・戦後のあらゆる活動のなかに確認することができるものであり、ハンセン病者の政治的活動に一貫して通底する思想性といえる。

らい予防法闘争の敗北や、医療合理化の圧力のなかでやむなく強いられた妥協など、さまざまな困難と葛藤を経て、ハンセン病患者運動は給付金を要求する活動へと収斂していった。ここに「諦め」と「開きなおり」を読み取ることもできようが、開きなおりを生産的な方向へと回路づけるためには、じつは相当に強靱なエネルギーが必要とされる。隔離政策への根本的な憤激を、らい予防法に対する攻撃から、給付金の要求へと向きかえたこと。この開きなおりによって、かれらは逆説的なかたちでベーシックインカムの理念を先取りし、療養所という限られた空間のなかではあるが、これを現実のものにした。ここにかれらの運動の、ひとつのあざやかな到達をみることができる。

終章　隔離壁を砦に

1　病者の生に宿るリズム

病者には、病者に特有の、身体のリズムがある。このリズムは、かれらが世界に対峙するとき断片的に現れることがある。隔離、排除、無視、差別に抗うために、病者はときに、みずからの身体の脆弱性をあえて無視して、地を蹴り、飛び跳ねるようにして、強いられたものとは別の新たな生をつかみ取ろうとする。病者の身体には、変拍子の音楽のような、うねりと乱調が宿っている。この変拍子の旋律は、普段は表に現れることはないが、怒りや怨念などの激しい情動がかれらを揺さぶるとき、健康な人間には思いもつかないような言葉と身振りに乗って、世界へと流れ出る。

もういっぽうで、病者にとっては、闘わないこと、日常の暮らしのなかにわずかに残された平穏と静謐さを守り抜くこともまた、ひとつの重要な闘いになる。生活を守るためのこうした闘いは、地を這うように地味に地道に、穏やかな波のようなテンポを保ちながら、歴史のなかにひとつの静かな旋律をつくりあげてきた。

本書は、この対極的な二つのリズム――病者の生のなかに、対位法をなして織り込まれている通奏低音――を、ハンセン病療養所における出来事の連なりのなかに聴き取ることを試みてきた。

ハンセン病者の集団的実践は、らい予防法体制に対する表面的な政治的効果だけをみると、どの試みも敗北にみえてしまう。かれらは一九五三年にらい予防法闘争で大規模な戦闘を展開し、その後も隔離政策に反対する活動を精力的に続けてきたが、らい予防法は一九九六年まで廃止されなかった。

現在という地点に立つ者が、「結果」や「成果」という観点から過去を眼差し裁断することには、当時を生きてきた人々の諸実践の意味を矮小化してしまう危険性がある。したがって本書では、表面的な政治的効果よりむしろ、かれらが「何を実現しようとしていたのか」ということや、「いかなる自由のヴィジョンを描いていたのか」を見定めることに、記述と分析の焦点を絞ってきた。いいかえれば、個々の営みのうちにある潜勢力に着目することによって、さまざまな集団的実践の水脈とその意味を浮かび上がらせることを試みた。

第1章では、隔離収容施設と近代、および隔離収容施設と主体（化）の関係性について、理論的な水準で議論されてきたことと、経験的な文脈のなかで提起されてきたことをそれぞれ整理し、本書の視座を提示した。

まず、先行研究においては「動くこと」や「脱出（エクソダス）」が、自由と解放の基本概念として想定されていることが確認された。可動性と脱出を解放の手段とみなす論理は重要ではあるが、これを唯一の手段と考えてしまうと、療養所から出ることのできない人やそこに留まることを選択した人、さらには、ひとつの場所から動けない（動かない）人、ローカルな地点に足場を定めて暮らす人、こうした人々の行為の意味が、「不-自由」「(抵抗）不-可能」の位相に閉ざされたままとなってしまう。したがって本書では、可動性と脱出が解放の鍵となるというインプリケーションを念頭に置きつつも、その論理だけにとらわれるのではなく、ハンセン病者が置かれてきた歴史的・具体的な状況に内在しながら、先行研究が看過してきた別の自由の回路を見出すことを課題とした。

ハンセン病者たちは、あるときは国家と正面対決し、またあるときはシステムの間隙を突くようなかたちで、さまざまな挑戦を行っていた。第2、3、4章では、文化的実践・生活実践・政治的実践という三つの位相に分けて具体的事例を個別に検討し、ハンセン病療養所における集団的な実践の軌跡をたどってきた。以下、本書の最終章となる本章では、ハンセン病者が療養所を根拠地としながら外の世界へと向けて投げかけてきたさまざまなレベルの集団的実践の意味と、それらの実践と社会構造との関係性について検討する。この作業をふまえて、第1章で提示した課題、すなわち、動かないことや動けないこと、流されないことや留まること、こうしたことがらが内包する潜勢力について考察を行う。

まずは、前章の第4章で挙げた政治的活動の事例からみておきたい。一九五三年の「らい予防法闘争」は、国家と全国のハンセン病者が激しく衝突した、ハンセン病史上最大の闘争だった。この闘争を経た後、ハンセン病患者運動は活動方針を大きく方向転換し、生活待遇の改善、医師の補充、看護師増員など施設拡充を目指す方向へと活動の針路を転回させた。らい予防法の継続が決定されたことによって、「攻撃」から「防衛」へと、活動方針の転換を余儀なくされたのである。しかし、ここでの「防衛」とは、決して、強いられた「最低限度の生活」を無条件に受け入れそれを肯定することではなかった。この章で確認したように、患者運動を担ってきた人々は、国立病院・療養所の予算削減や統廃合といった圧力を受けるたびに、ただでさえ少ない療養所の資源が奪われることを拒み、それまで自分たちが築いてきた暮らしを守ろうとしていた。かれらは、支配システムの側からの要求によって望まぬ移動と生活再編を迫られる状況のなかで、「動かない」「現状を維持する」という身振りによって、病者を切り捨てる「合理化」に抗する運動を展開していた。

このような政治的実践と、そのほかの実践（文化的実践・生活実践）との関係性はいかなるものだったのか。この点について、第2章と第3章の事例に立ち戻りつつ以下で確認しておきたい。

ハンセン病者の運動に限らず、およそ運動というものは、現状を肯定することからは始まらない。とくに、人の生死にかかわる患者運動では、的確な状況判断とそれに基づく現状批判が必要とされる。野村拓が指摘するように「日本の医療はこれでいいのか、これではいけない。では、どうすればいいのかを考える人たちによってすすめられるのが、医療運動」なのである（野村 1987：34）。差し迫ったところから生じる運動はこのように、つねに「否定」のパワーを必要としている。

いっぽう、近年の先進諸国の社会運動を対象とする事例研究では、従来の目的結社的な組織とは異なる形式をとる、さまざまなライフスタイルを試行錯誤する「実験場」としての側面がクローズアップされている。たとえば、いわゆる「新しい社会運動」論にとって、昨今の「新しい」社会運動は、今日まで歴史を揺るがせてきた革命を志向する運動とは性質が異なるものであり、結果的に国家や資本との正面衝突があるとしても、それがつねに中心的な問題になるわけではない。むしろ、オルタナティヴな身振りやライフスタイルを模索する場を提供するという点に、現代的な運動の「新しさ」があるという（Hardt and Negri 2000=2003；Melucci et al. 1989=1997 etc.）。ここでは、活動自体が目的となるという意味で自足的で、なおかつ実験的な側面をもつ運動こそ価値があるとみなされている。

しかし、療養所という資源の限られた状況のなか、後遺障害とスティグマを背負う身体を賭して実行される患者運動に、そのような実験を行っている余裕はない。ハンセン病者にとって、運動はあくまで正面対決の場所、政治的交渉の場所である。攻撃と防衛のあやういバランスを保ちつつ、隔離政策という圧倒的な権力と対峙し続けていくためには、現状を否定し続けるエネルギーがどうしても必要となる。

だからこそ、第4章で論じた政治的実践以外の集団的実践、すなわち第2章と第3章で検討した文化的実践と生活実践のなかでは、自分たちの生がどのようなものでありうるのか、自分たちの身体が何をなしうるのか、その可能性を少しでも押し広げるための実験的な試みが展開されたといえる。これらの営みは、本質的に肯定的なものである。

こうした営みは、単に構造再生産（本書の事例の場合、隔離政策の維持）という機能のみを担うものではなかった。第3章では、療養所を少しでも生きやすい場に変貌させようとする、さまざまな生活実践の事例について検討した。入所者たちがこの実践群によって獲得したものは、現金収入や生計の維持といった次元にとどまらず、その実践のプロセスにおいて生み出される多様な生の実現や、生の充実化の次元にも及んでいた。また、第2章ではあおいとり楽団の事例分析を通じて、療養所内で娯楽や慰安として行われていた文化的活動が、隔離政策やハンセン病差別などに対するラディカルな抵抗実践へと転位していく局面を浮き彫りにした。かれらは、「闘うこと」とは対極の思想を作品のなかで表現しつつも、隔離政策と差別構造を内破する実践をパフォーマティヴに重ねていた。

このように、自己と他者を肯定し、それを取り囲む世界を肯定し受け入れることは、必ずしも構造再生産に直結するわけではない。内容と形式において自他を肯定し続ける営みが、結果的に、変革への推力となることもあるのだ。

2　平等原理と変革

本書で何度か述べてきたように、戦前・戦後を通じて、療養所内で最も深刻な問題とされていたのが、入所者間の経済的格差であった。この問題について考えるとき、ピエール・ブルデュの「条件の悲惨」と「位置の悲惨」の区別はさしあたり有用である。ブルデュは、全体的な社会構造のなかでの位置に起因する社会的排除や差別を「条件の悲惨」と呼び、同じ階級や処遇に置かれた者どうしのあいだで生じる格差と、それによって生じる剝奪感や差別を「位置の悲惨」と呼んで、両者を区別した。そして、構造的弱者の日常生活のなかでは、後者の「位置の悲惨」の方がより切実な問題として認識されることを指摘している（Bourdieu et al. 1993=1999）。

ハンセン病者の場合、らい予防法に起因する諸々の剝奪過程を「条件の悲惨」とするならば、療養所内での患者間の経済的格差は「位置の悲惨」と呼びうるものである。療養所という閉鎖的空間のなかの生活では、持つ者と持たざる者との格差は否応なく目についてしまうし、逃げ場もない。その意味で、ハンセン病者は、一般社会の構造的弱者よりもいっそう苛酷なかたちで「位置の悲惨」を経験してきたといえる。

第4章で言及したように、戦前の療養所において、施設当局からも患者側からも問題視されていたのが、療養所からの逃走と賭博だった。戦前の療養所で逃走と賭博が頻繁に生じていたひとつの原因は、療養所内に現金収入を獲得できる場がないことだった。貧しさと「位置の悲惨」に耐えかねた入所者は、決死の覚悟で療養所を逃走し、外部社会で物乞いや物々交換をして現金収入を得た後に、療養所に帰っていった。

本書では随所で、賭博についても言及した。賭博は、いっぽうでは、療養所に暴力をもたらし、療養所内の秩序を混乱させ、入所者間の対立を深めるものだった。しかしもういっぽうでは、単調な療養所生活につかの間の躍動をもたらし、場合によっては、資源の再分配によって入所者間の経済的格差を平等化するという機能をもっていた。

第4章の政治的活動の分析のなかで確認したように、戦前の外島保養院や九州療養所などにおいて、患者自治会が結成された最大の理由は、逃走と賭博というこの二つの問題に対処するためであった。これらの療養所の患者自治会が最初に取り組んだ仕事が、逃走と賭博に代わるかたちで療養所内に現金収入を獲得できる場を設けて、患者間の経済的格差を是正することだった。このとき、養豚・養鶏・農園といった事業を行う互助会などが組織され、その収益は、療養所内の身体障害者に配分された。無収入患者を救済するための再分配制度の確立は、戦前の患者自治会の重要な役割のひとつだった。

戦後のハンセン病療養所では、国民年金法の制定にともない、入所者間の経済的格差はさらに深刻なものになっていた。こうした状況のなかで、まず療養所内の視覚障害者が立ち上がり、「全国ハンセン病盲人連合協議会」が組織され、障害福祉年金獲得に向けた運動が展開された。この運動は成功したが、在日韓国・朝鮮人は年金の受給対象から外された。ハンセン病の後遺障害を抱え、かつ日本国籍をもたないかれらは、療養所内で「谷間の層」と呼ばれ最底辺の暮らしを余儀なくされた。かれらは救済を求めて、次に「在日朝鮮人・韓国人ハンセン氏病患者同盟」を結成し、日本人患者と同等の給付金を要求する運動を起こした。これら二つの運動と全患協のあいだには衝突や葛藤が繰り返し生じたが、最終的に全患協は、最底辺の生活を強いられた人々に足並みを揃える方針をとった。こうして年金の受給対象から外された人々には「自用費」という名目の支給金が給付されることになり、療養所内の経済的格差はほぼ消失したのである。

この「最底辺の人に足並みを揃える」原則は、第2章で取り上げた「あおいとり楽団」の練習風景からも、断片的に確認できる。楽団のメンバーは、当時の状況を振り返る述懐のなかで、しばしば「いちばん遅れている人に合わせて練習をしていた」ことや「遅れている人ができるようになるまで、みなで同じフレーズを何度も繰り返していた」ことを強調し、一曲を仕上げるために「膨大な時間がかかって大変だった」と回顧する。とりわけ、楽団長である近藤は「最底辺の人に足並みを揃える」ことを自覚的に行っており、彼の詩作品のなかには、この原則について比喩的に表現したものがいくつかある。そして、この原則が療養所内で共有されていたことによって、後遺障害の重さゆえに楽器をうまく扱えない人も音楽を続けることができたのである。演奏をしているときの質的時間は日常とは異なった時間であり、この時間のなかでは、閉塞的な療養所生活の現実からみずからを切断することができる。ハンセン病の後遺障害によって最底辺の暮らしを余儀なくされた人々こそ、日常を切断することによって得る新たな生を、最も必要としていた。

第3章で検討した生活実践は、組織的な政治的活動とは別のかたちで、入所者間の生活水準の格差を是正するために始められたものだった。当時の療養所には、症状の回復を経て療養所を去っていく者や、労務外出で得た賃金で最新の電化製品を購入する者などが、次々と現れていた。こうした状況を背景として、療養所の若者たちの生活実践は、現金収入を得るための場をつくるというかたちで始まった。このとき創出されたさまざまな「仕事」の場においては、「働くことができない」という自己認識をもつ人々も参加できるように、ハンセン病の後遺症という身体上の制約をカバーするための独自の分業体制が編み出されていた。

こうして個々の事例を振り返り、療養所内の集団的実践の布置を注意深くたどっていくと、かれらの日々の暮らしのなかで脈々と引き継がれてきたものの存在がみえてくる。それは、相対的剝奪感と格差の拡大を抑止する機能をもつ要素をみつけだし、それを共有と再分配に向けて組みかえていく平等主義的原則である。この原則は、すべての集団的実践の位相において確認できるものであり、同病者の集まる療養所のなかで培われてきた、ひとつの生活思想を反映したものであるといえよう。

ところで、こうした平等主義的原則に関しては、労働者階級や貧困者など構造的弱者の実践を対象とする事例研究において、その存在がしばしば指摘されてきた。たとえばポール・ウィリス（Willis 1977=1996）は、エリートたちを軽蔑する反学校文化のなかに、こうした平等主義的原則を発見している。労働者階級の「野郎ども」は「気前のよさ」などに価値を置く独特の平等主義的原則をもっており、利己的に要領よく立ち回る「耳穴っ子」（エリート予備軍）たちを侮蔑する。「野郎ども」の価値意識において、階級移動や上昇志向をもつことは「抜けがけ」や「裏切り」として蔑みの対象となるため、かれらは階級移動をみずから拒絶するような振る舞いをする。ウィリスはこうした反学校文化こそ、階級構造を固定化し再生産する要因になっていると指摘している。

また、オスカー・ルイス（Lewis 1959=2003）は貧困者を対象とする事例研究のなかで、蓄財や学歴といった価値を否定する「貧困の文化」を描出し、こうした文化の存在によって、貧困層の人間はみずから階級移動の機会を閉ざしていることを指摘した。こうした「反学校文化」や「貧困の文化」に内在する平等主義的価値観は、相互扶助を促進し、かつ、下層階級である自分たちを肯定する論理にもなりうるが、同時に、不平等な社会構造を固定化し再生産してしまう装置にもなっているとされる。

このように、構造的弱者の実践を対象とする事例研究においては、平等原理と構造再生産の分かちがたい結びつきが、繰り返し指摘されてきた。いいかえれば、平等原理と社会構造の変革は、二律背反的なものとして把握されてきたのである。

しかし、本書で対象としてきたハンセン病者の実践において、この図式は必ずしも当てはまるものではない。むしろ、平等原理に基づく実践の集積過程は、それを担う当事者の意図にかかわらず、しばしば構造転換に結びつく原動力となっている。

第4章で記述したように、一九五三年のらい予防法闘争前夜、全国各地の入所者は療養所を密かに「脱柵」し、東京に結集した。かれらは集会を重ね、国会前の座り込みとデモを決行した。この闘争自体は敗北に終わったが、療養所からの外出を禁じる隔離政策をあえて無視して、各地の患者が結束して行動を起こしたことは、その後に続く運動の展開のための重要な一歩になった。らい予防法闘争後も各地の入所者は地道な運動を続け、療養所は、従来の収容所的な隔離施設とは根本的に異なる形式の施設へと再編されていった。第2章で対象としたあおいとり楽団は、ハンセン病者を忘却しようとする時代の流れに抗して、療養所の外の世界に演奏会というかたちで「現れ」を確保し、らい予防法の犠牲となったみずからの身体と、その法の不当性を告げるメッセージを人々の前に差し出し続けていた。第3章で言及した東北新生園の若者たちは、現金収入を得るための活動を展開する過程で、病者と非病者の暮らしを媒介する場をつくりあげていた。

ハンセン病者たちはこのようなかたちで、らい予防法を内側から蝕み、骨抜きにしていった。つまり、かれらの集団的実践は、療養所の生活状況をよりましな方向へと組みかえていく力と同時に、病者と非病者のあいだの分断を揺るがし、隔離政策をなし崩し的に無効化させていく力をもはらんでいたのである。

らい予防法は、ある時期から空文化したといわれている。この「空文化」という事態は、あたかも自然現象のように表現されることがあるが、それは大きな誤りである。らい予防法の空文化は、療養所を飛び出し、生活保障のない状況のなか独力でみずからの暮らしを切り開いてきた退所者たちや、本書で事例としてきた諸実践の担い手——療養所に留め置かれながらも、療養所の内と外をつなぐ回路をつくりあげ、生活の外縁を拡げる努力を続けてきた人々——の、幾多のひたむきな営為が蓄積された結果なのだ。

3　隔離壁を砦に——アサイラムからアジールへ

本書では、不動性を強いられた状況のなかでの「自由」の可能性について、ハンセン病者による多様な集団的実践の具体的事例を通して探索してきた。かれらの実践は、病と後遺症を抱える身体の「不自由」と、隔離政策という社会的「不自由」との、二重の不自由さを超克するような側面をもっていた。そこには、「脱出」や「逃走」という軽やかな抵抗戦略とも、ただ攻撃的に「闘う」

勇ましさとも質の異なる、地を這うような営みの蓄積があった。

本書で検討した事例から浮かび上がるのは、ハンセン病者の運動と実践が、いっぽうで隔離政策の不当性を告発しつつ、同時に、療養所という生活の場を防衛し、そこを根拠地とする活動を展開することによって、現状の変革を試みるという特徴をもっていたことである。かれらは、みずからに押しつけられた「動けないこと（移動不可能であること）」という受動的な条件を、ときに「動かないこと」という能動的な手段として取って返すことによって、不条理を強いる制度側の要求をはねのけ、住処としての療養所の生活環境を守っていた。

みずからの置かれた受動的な条件を能動的な手段へと取って返す、このポジティヴな展開の契機はどこにあるのだろうか。

この点について考えるには、「アサイラム＝アジール」という言葉に本来的に込められてきた両義的な意味内容を手がかりとして、本書がみてきたような療養所入所者たちの諸実践をとらえてみることが有効である。

「アサイラム」は「アジール」の英訳であり、もともとこの言葉は精神病院一般を指す中立的な用語として使用されていた（小俣 1998）。だが、ゴッフマンが『アサイラム』（Goffman 1961＝1984）と題する著書で、隔離収容施設の非人道的な処遇を告発したことが契機となり、この言葉は「全制的施設」すなわち精神病院・養護施設・刑務所・ハンセン病療養所など隔離性の高い収容所的空間を指すものとして、否定的な意味合いを込めて使用されるようになった。

いっぽう「アジール」という概念は、曖昧さを残したままではあるが、どちらかというと肯定的な文脈のなかで使用されてきた。たとえば、アジール論の古典とされるオルトヴィン・ヘンスラーの『アジール』（Henssler 1954=2010）では、アジールとは、ある人間が持続的あるいは一時的に「不可侵な存在」となりうる時空間を指すものとされている。また網野善彦（1996）は、世俗の権力から自律した「自由と平和」の原理によって編成される時空間を指すものとして、「アジール」の語を使用している。

このような「アサイラム」と「アジール」の語意の差異をふまえつつ、両者の意味内容が分化する手前の地点に立ち戻ってみるならば、「アサイラム＝アジール」の両義的な位相から、収容所的な空間をある種の「自由」が試される空間として想定しなおすことが可能になる。

ここでは、ゴッフマンの「アサイラム」と網野やヘンスラーによる「アジール」の定義に倣い、「全制的施設」ならびに「下からの自由と平和」「不可侵性」という視点から、本書でみてきたハンセン病者の集団的実践の意味をたどりなおしてみたい。

ハンセン病者は療養所への入所にさいして、それまで一般社会のなかで築いてきた社会的地位、家族や友人などの人間関係、場合によっては戸籍でさえ剝奪されることがあった。さらに療養所内部では、私物の没収、厳しい監視態勢、生活の自己決定権の剝奪など、かれらを無力にし、生の自律性を奪おうとする圧力に日々さらされてきた。その意味において、かつてのハンセン病療養所はたしかに「アサイラム」であり、ゴッフマンが指摘したように、そこでは入所者を無力化させる幾重もの周到な装置が張りめぐらされていた。

しかし、このような隔離収容施設での劣悪な処遇を、入所者たちはただ黙々と受け入れていたわけではない。

本書で詳細に検討してきたように、ハンセン病療養所に居住することを強制された人々は、多様な集団的実践を展開することによって、みずからの自由の範域を押し広げるための試みを行っていた。それは、アサイラムで病者に強いられる画一的な生の形式を複数化させる実践でもあった。かれらはこれらの実践を通じて、受動的で否定的な生の形式を内破させ、療養所という「アサイラム」を、別の能動的で肯定的な生の形式の基盤となる「アジール」へと転じてきたのである。

アジール論に依拠する社会史的研究が明らかにしてきたように、民衆のあいだで下から生成される「自由と平和」の圏域はつねに、上からの権力によって危険視され、解体の圧力を受ける運命にある。療養所の内外で病者が築いてきた「自由と平和」の圏域もまた、非病者や施設側からのたえざる侵犯と介入にさらされてきた。

隔離収容政策とは、療養所を取り囲む厚い隔離壁を、病者と非病者を分断する境界線として設定し、これを絶対化しようとする政策であった。この境界線は、権力の側から、病者を排除することを目的として引かれた線であったといえる。

しかし実際のところ、隔離政策下の療養所において、病者と非病者のあいだの交通は完全に遮断されていたわけではなかった。とくに一九五〇年代頃までのハンセン病療養所では、病者が療養所の外に出ることは許されないが、非病者が病者の生活圏に一方的に立ち入ることができるという、明確な非対称性が存在した。たとえば、非病者はときに研修や見学のために療養所を訪れることがあったが、かれらが療養所内を見学するさいには、高下駄か長靴を履いたまま土足で病者の住居にあがり込むことが許されていた。

また日常的には、療養所には巡視がいて、患者の生活をつねに監視していた。療養所内の各部屋では、毎晩定刻になると療養所職員による人員点呼があり、脱走者がいないかチェックが行われた。このとき部屋にいなかった患者は、のちに暴行を加えられ半殺しにされたり、監獄室に送られることがしばしばあった。巡視と人員点呼の職員は、患者の居屋に土足であがり込むのが普通であった。

入所者は療養所に生活空間を閉ざされていたと同時に、監視と管理の眼差しに対して、ときには「見世物」として、みずからの生活空間を「つねに開いておくこと」をも強制されていたといえる。

生活空間だけではない。身体もまた、「開くこと」を強制されていた。その先にある事態は、新薬の実験台になることであり、断種の犠牲となることであり、みずからの死体を解剖に供することだった。

このように、ハンセン病療養所は、まさにアガンベンのいう例外状態が日常であるような場、例外と日常の区分が消失するような場であり、そこで生活することを余儀なくされた人々は、「つねに開いておくこと」を強要される生、すなわち、「剝き出しの生」を生きる存在であった。

だからこそ入所者たちは、権力の側から押しつけられた境界線を、自分たちの側から引きなおすこと――隔離壁を砦にすること――を試みたのではないだろうか。私たちの尊厳と魂に、土足で踏み込むな。私たちの生存の痛みと切迫に、安易にふれるな。私たちが築いてきた自由と平和を侵すな、と。かれらは自分たちの側から、切断する線をたえず引きなおし、別の現実の到来を招き入れるための礎石をつくり、それによって、みずからの置かれた否定的な条件を肯定的なものへと転じていったのだ。

ここで重要なことは、閉じているか開いているかといった二者択一が問われているのではないということだ。外部世界とのあいだに不断に線を引きなおすハンセン病者たちの営みは、単に外部世界からみずからを遮断したりみずからの社会関係を閉ざしたりすることとは異なっている。かれらは決して、療養所のなかにただ病者のみからなるユートピアをつくろうとしていたわけではないし、療養所の外部の社会と切り離されたコミューンのような社会関係に自足しようとしたわけでもない。切断する線はあくまでも、自分たちの生活と身体の自律性を確保したうえで、外の世界および非病者との関係をつくりなおし、新たな地平を拓くために引かれたものだ。それを可能にするためには、

「閉じる」ことによって「開く」、「守る」ことによって「攻める」という、両義的な運動性が求められたのである。

ハンセン病療養所はいうまでもなく、病者がそこにいることを強いられた場所であった。すでにふれたように、近代的な統治権力が人々の身体に対する監視と規律化を基調とするものであるならば、療養所とはまさに、そうした近代的権力が最も鋭利な形式で顕現する場にほかならない。

しかしハンセン病者たちは、近代的な統治権力の極限的形式ともいえる療養所という場のもつ意味を、長い時間をかけて変容させていった。かれらは、自分たちの生活状況と身体的状況に根ざしつつ、他者と協働し、平等原理に裏打ちされた多彩な集団的実践を展開することによって、みずからに強いられたきわめて否定的な生存条件を肯定的なものへと転じていった。「つねに開いておくこと」と「つねに閉じておくこと」が同時に強要される収容所的空間のただなかで、開くことと閉じること、接合と切断を、自分たちの側のリズムで反復しながら、自己と他者の生を豊饒化する実践を紡ぎだしていた。かれらは、療養所という場所そのものを、隔離政策のもとで抑圧された状況からみずからを解き放ち、強いられたものとは別の生の形式をつくりあげていく、そういった能動的な意志によって創出される集合的な場へと転換していったのである。

第1章で言及したように、ネオリベラリズムとグローバリズムの席巻する現代社会に生きる私たちもまた、みずからを「つねに開いておくこと」を要請されつつある。現代社会においては、無際限の市場化や競争の圧力のなかで、個々の生活状況に根ざしたローカルな意識や社会関係はたえず解体を迫られ、人々はシステムの側からの要求に応じて「臨機応変に」動くことや「自由自在に」自己と社会関係を変容させること、つまり市場における競争のプレイヤーとしてフレキシブルであることを強いられ続けている。このとき、「動くこと」や「開くこと」は、不自由を解消しないだけでなく、ときに不自由そのものをつくりだす要因にもなりうる。したがって、二一世紀を生きる私たちもまた、動くことや開くことを原理とするものとは別の「自由」の回路を探索すべき時を迎えているといえる。

かつてハンセン病療養所入所者たちが成し遂げた諸実践は、時代を超えたいまもなお、みずからに強いられた不遇と不自由を逆手にとって状況を肯定的なものへと転じていくための、有効な方途を示唆しているのではないだろうか。療養所入所者たちが長い年月をかけて培ってきた豊饒な生の地平から、私たちは多くのことを感受し、学び、引き継いでいくことができるはずである。

注

序章

〈1〉現在、国立ハンセン病療養所で暮らす人のほとんどは、すでにハンセン病を治癒させている。このような現実を反映させるため、近年では、「元患者」「回復者」「在園者」などの用語が一般的に用いられている。しかし、蘭由岐子（2004：16）も指摘するように、病が完治した後もなお、ハンセン病に罹患した経験は個人の人生において重要な位置を占めており、ハンセン病に罹患した経験は大きな影響力をもっている。その事実は、いくら用語をソフトに改変したところで変わることはない。表面だけを取り繕うことによって、本質的な問題が隠蔽されることもある。この点については、私が聞き取りを行ってきた人々も同様の感覚を口にすることがあり、したがって本書では「ハンセン病者」という表記をそのまま用いる。また、在園と退園の区分に関しても、刑務所や収容所を想起させる「入所者／退所者」という表現は忌避されるようになっているが、本書では、かつて病者が療養所内で被った悲惨な経験や、それがいまなお当事者の生に深い影を落としている現状を鑑みて、あえて「入所者／退所者」という表記をそのまま用いる。

〈2〉 一九八〇年代に入るまで、ハンセン病に関する歴史叙述は主に当事者の手によってなされてきた。ハンセン病療養所の入所者が叙述・編纂したものとして、各療養所の自治会史、運動体による活動記録、および個々の患者の自叙伝や手記などが数多く残されている。入所者たちはこのようにみずからの経験を記録する活動に加えて、散逸していたハンセン病関連の史資料を自分たち自身で収集する史料保存活動も精力的に行ってきた。本書の記述のうち歴史叙述に関する部分は、このようなかたちで当事者が収集し保存してきた貴重な一次資料に多くを負っている。

〈3〉 弁護団は、高齢の原告らに挙証責任を負わせないために、個別行為による人権侵害ではなく、すべての患者が強制隔離などの政策や法律の対象となったことによる共通損害に焦点を当てた。具体的には、憲法一三条が規定する「幸福追求権」が保証するような生活を社会で送れなかったことなどを共通損害の内容として挙げた。また、自主的に入所した人々も隔離政策の犠牲者であるという認識のもと、ハンセン病療養所でしか治療を受けられない状態がつくられたことこそ隔離の本質であるとした。

〈4〉 熊本地裁判決を受けて、厚生労働省から財団法人日弁連法務研究財団への委託事業として「ハンセン病問題に関する検証会議」が設置され、その検証事業の成果として『ハンセン病問題に関する検証会議 最終報告書』が上梓された（二〇〇五年）。そこでは、ハンセン病患者に対する隔離政策が長期間にわたって続けられた原因や、それによる人権侵害の実態、隔離生活による多種多様な被害などが明らかにされており、再発防止のための提言も行われている。

〈5〉この一連の歴史学研究は、隔離政策の不当性を告発するという大きな社会的意義をもっていた。しかし、これらの研究は、ハンセン病者を眼差し、迫害／救済する側（政策立案者や施設管理者、および社会活動家や学者知識人など）の言説の分析に力点を置くものであり、当事者であるハンセン病者は「隔離政策の被害者」という画一的な像に縮約される傾向があった。

近年は、こうした先行研究の問題点を批判的に乗り越えようとする研究が多数発表されている。これらの研究については本書の各章でも言及するが、ここで一例を挙げておきたい。歴史学では、廣川和花（2011）が、草津でハンセン病者が形成していた湯の沢集落などに着目し、近代日本のハンセン病問題と地域社会の関係性について検討している。湯の沢集落については、森修一・加藤三郎・横山秀夫・田中梅吉・兼田繁らによる共同研究（2003-2004）もある。文学研究の領域では、森田進（2003）がハンセン病者による自己表現の諸相について明らかにしている。

〈6〉近年の日本の社会学におけるハンセン病研究では、このほかにも多くのすぐれた研究成果が蓄積されつつある。たとえば、中村文哉（2001, 2003, 2005）は、現象学的社会学の観点から療養所入所者の多様な意味世界のありようについて検討している。桑畑洋一郎（2006, 2010, 2011a, 2011b, 2013）は、かつて沖縄愛楽園入所者が行っていた生活戦略や、沖縄の療養所退所者の活動を対象とする事例研究を行っている。本多康生（2005, 2006）は、療養所職員や支援者など入所者を取り巻く人間関係に着目し、ケアや支援などの観点からハンセン病問題を多角的に検討している。福岡安則と黒坂愛衣は、療養所入所者と退所者のライフストーリーをひとりひとり記録する作業をすすめており、個々人の生涯のなかで療養所生活がもつ意味を浮き彫りにしている

（福岡・黒坂 2013a, 2013b, 2013c, 2013d, 2014a, 2014b, 2014c）。また、黒坂愛衣（2015）は、療養所入所者の子どもやきょうだいなどのライフストーリーを分析し、入所者とその家族の問題に焦点を当てている。澤野雅樹（1994）、天田城介（2013）など歴史社会学的な観点からの論考もある。

〈7〉この組織は一九五一年に「全国国立癩療養所患者協議会（略称「全癩患協」）」として結成され、その後は一九五三年に「全国ハンゼン氏病患者協議会（略称「全患協」）」、一九五九年に「全国国立療養所ハンセン氏病患者協議会（略称「全患協」）」、一九七四年に「全国ハンセン氏病患者協議会（略称「全患協」）」、一九八三年に「全国ハンセン病患者協議会（略称「全患協」）」、一九九六年に「全国ハンセン病療養所入所者協議会（略称「全療協」）」と改称を重ねている。本書は一九九六年以前を主な対象時期とするため、一九五三年から一九九六年までの略称「全患協」を用いる。

第1章

〈1〉オーディット文化とは、新自由主義体制下で支配的になる、一種の監査文化というべき文化様式である。文化人類学者のマリリン・ストラザーンは、新自由主義体制下の大学を支配するオーディット文化を批判的に分析している。そこでは、社会のなかでも数値化が最も困難なはずの大学における教育や研究が、形式化された「目標-達成」「点検-評価」といった「説明責任の論理」によって測られるようになる。そして研究者自身も、自己の教育活動や研究活動を「説明責任の論理」によって規律化し始めることが指摘されている（Strathern 2000）。

〈2〉 ネグリのように「可動性」あるいは「流動性」を解放のための鍵とみる見解に対しては、すでにさまざまな批判がなされている。ひとつは、移動が不可能な者や、移動を強制された者にとって、流動性の増大という社会状況は解放的なものではなく、むしろ抑圧的に作用するという指摘である。また、いまいる場所からの「脱出」が解放戦略になりうるのは、社会的立場の強い者（西欧人、白人、男性、エリート）だけに過ぎないという指摘もある。

もうひとつ、より重要なのは、ネグリ個人に対してというよりむしろ、「流動性」を称揚する潮流そのものに対してなされている批判である。なかでもとくに着目すべきは、流動性の増大という社会状況が、ネオリベラリズムと悪しきかたちで結合することを危惧する議論である。ネオリベラリズムは、社会が生み出す諸問題やリスクに対処するためのコストパフォーマンスを抑えるために、個人や集団の自律と自己統治を最大限に活用しようとする。このようにしてネオリベラリズムが引き出そうとする自律と自己統治は、「流動的であること」によって自由であろうとする人々の志向性と共振しやすい。たとえばソン（Song 2009）は、現代韓国のエリートたちの生活史を事例としながら、自由を謳歌しているようにみえるかれらのライフスタイル（flexible life）が、ネオリベラリズム的な労働形態（flexible labor）の補強へと直結しうることを指摘している。

〈3〉 ただし現在も、障害者運動の理念的な次元においては、施設からの「脱出」を志向することは、自己決定や解放のための主要かつ有効な戦略である。なぜなら、最も望ましく理想的なのは、すべての障害者が、施設ではなく地域で、健常者とともに自立して暮らすことのできる社会が実現することであり、その実現が途半ばである責任は、かれら当事者側ではなく「社会」の側に帰されるべきだからである。当事者運動の世界的な基本理念として現在ほぼ定着したといいうる、こうした「社会モデル」や「自己決定権」の思想を、筆者は多くの当事者や支援者と共有するものである。

ここで筆者が批判しているのは、当事者の自己決定や解放が「脱出」や「移動」を通してしか実現してこなかったとみなすような、過度の理論的抽象化や超歴史的な一般化である。そうした抽象化や一般化によって、「動かない／動けないこと」に根ざした自己決定や解放の方向性を模索してきた当事者たちの歴史的営為が、忘却されてしまってはならない。

〈4〉 北条民雄『いのちの初夜』(1951)の最後の箇所に、この点について端的に表現した文章がある。ハンセン病療養所で長年暮らしている患者が、新患の尾田(北条自身と思われる)に、療養所での人々の生きざまについて説明している場面である。「誰でも癩になった瞬間に、その人の人間は亡びるのです。死ぬのです。社会的人間として亡びるだけではありません。そんな浅はかな滅び方では決してないのです。廃兵ではなく、廃人なんです。(中略)けれど尾田さん、僕達は不死鳥です。新しい思想、新しい眼を持つ時、全然癩者の生活を獲得する時、再び人間として生き復るのです。復活、さう復活です。ぴくぴくと生きている生命が、肉体を獲得するのです。新しい人間生活は、それから始まるのです。尾田さん、あなたは今死んでいるのです。死んでいますとも。あなたは人間ぢゃあないんです。あなたの苦悩や絶望、それが何処から来るか、考えて見て下さい。一たび死んだ過去の人間を捜し求めているからではないでせうか」（北条 1951：329）。

〈5〉 この「潜勢力」という概念の起源は、アリストテレス（Aristotle=1959, 1961）にある。アリストテレスは、「現勢力（エネルゲイア）」と「潜勢力（デュナミス）」を区分することを提起し、後者について、次のような喩えを用いて説明している。「キタラの演奏者はキタラを演奏していないときにも、演奏できるという自分の潜勢力をそのまま維持しており、建築家は建築していないときにも、建築できるという自分の潜勢力をそのまま維持している」（Agamben 1995=2003：69）。メガラの徒は、潜勢力は現勢力に従属する（潜勢力は現勢力においてのみ存在する）、と主張するが、アリストテレスはかれらに対して、潜勢力は自律的に存在すると主張する（Aristotle=1959, 1961）。アガンベンは、この概念をさまざまな角度から彫琢し、独自の概念に改めることによって、潜勢力の自律性をより前面に押し出そうとしている。彼は、潜勢力は「現勢力に移行しないことができる」（Agamben 1995=2003：70）と繰り返し述べており、この「しないことができる」という側面を、潜勢力の独自の特徴として位置づけようとしている。

第2章

〈1〉 光田健輔（一八七六―一九六四）は、ハンセン病医療と政策に深くかかわりをもった人物として知られている。戦前からハンセン病患者への救済事業を牽引し、「救らいの父」と評価され、文化勲章を受章している。しかし、優生思想的な発想から患者にワゼクトミー（断種）を行うなど、多くの問題を残す人物でもある。彼は、一九五三年の「らい予防法」制定にも関与しており、国会に証人として呼ばれたさい、ハンセン病者の隔離を継続するよう強く訴えている。このような事実を鑑みると、光田健輔は、ハンセン病者への差別を助長する元凶となった人物ともいえる。もちろん、日本のハンセン病医療を間違った方向にすすめた責任は、光田だけにあるわけではない。ハンセン病政策には、軍国主義やファシズムなど、背景にあるさまざまな社会的要因が密接に関連している。しかし、彼によってハンセン病政策の明暗が左右された局面があるのも事実である。

〈2〉 神谷美恵子（一九一四―一九七九）は、ハンセン病患者の治療に生涯を捧げた精神科医として、また、多国語を自在に操るすぐれた翻訳者として、広く知られている。精神医学のみならず、哲学や文学など幅広い領域で活躍し、多くの著作を残した。代表的な著作として、本章で挙げた『生きがいについて』のほか、『極限のひと――病める人とともに』（一九七三年、ルガール社）、『精神医学と人間』（一九七八年、ルガール社）などがある。翻訳書には、マルクス・アウレーリウス『自省録』（一九五六年、岩波書店）や、ミシェル・フーコー『臨床医学の誕生』（一九六九年、みすず書房）などがある。

〈3〉 近藤宏一自身が残した著作として、『ハーモニカの歌――楽団あおいとりと共に』（一九七九年、版元不明）と、『闇を光に――ハンセン病を生きて』（二〇一〇年、みすず書房）がある。これらの著作には、ひとりひとりの楽団メンバーに関する逸話や、仲間どうしの絆の深さなどが、近藤の独特の文体で記されている。本章の記述は、基本的に近藤自身へのインタビューに基づくものであるが、年号や活動内容の細部に関して、この二冊を参照している。

第3章

〈1〉本章の調査の概要は次のようなものである。本章で事例とする実践に関与していた人、および同時代に同園で生活していた人四名に聞き取り調査の依頼をし、三名から調査の承諾を得た。本章で引用する語りのうちとくに表記のないものはすべて、この三名の語りをテープに録音して書き起こしたものである。なお私はこの三名と何度か飲食や小旅行をともにしたことがあり、この録音はそのとき各人が私に断片的に語っていた話を、改めて聞きなおすという形式で行われた。語り手はすべて、一九六〇年代当時は一〇代後半~三〇代前半の若者だった。語り手の共通項は、同時代に同じ療養所で生活していたという一点のみである。その後は、同園に残った人、他園に転園した人、退所して社会生活を営んでいる人など、さまざまである。本章では、記述する内容の都合上、療養所名を明記せざるをえなかった。したがって、個人の同定を避けるための最低限の配慮として、調査対象者の属性(年齢・国籍・性別や現在の在園地、および入所者/退所者の区別など)を明示していない。

〈2〉療養所の外の、一般社会を指す。本章の語りのなかでも頻出するが、国立ハンセン病療養所で暮らす人々は、療養所の外の世界のことをこの言葉で表現することが多い。

第4章

〈1〉 終戦直後から一九五〇年代にかけての結核療養所の活動とその運動史上の位置づけについては、稿を改めて詳細に検討したい。

〈2〉 戦前のハンセン病療養所における政治的活動を跡づける作業は、主に歴史学の領域において、かなりの程度すすめられている。たとえば、廣川和花（2005）や森修一・加藤三郎・横山秀夫・田中梅吉・兼田繁（2003-2004）は、かつて草津湯の沢に存在していたハンセン病者の自治村の様相とその消滅の過程について明らかにしている。また藤野豊（2001）は、「長島事件」や「プロレタリアらい者同盟」の発足を事例として取り上げながら、戦前の療養所における患者自治の動向を明らかにしている。

〈3〉 私立療養所の慰廃園（好善社 1978）、全生病院（多磨全生園入所者自治会 1949）、星塚敬愛園（星塚敬愛園入園者自治会編 1985）に関する記録にも、博徒勢力についての記述がある。平井雄一郎（2004）は、慰廃園に出入りしていた伝説的アウトロー・矢口辰吉の足跡をたどり、「慰廃園は矢口らにとって時に便利な避難所《シェルター》だった」（平井 2004：53）と指摘している。従来のハンセン病者に関する描写は、神の使命に忠実な「信徒」としての側面が強調される傾向があった。それに対して平井の考察は、多様性と異質性を視野に収め、療養所を「信徒」と「博徒」という正反対の存在が共存する「奇妙で寛容な」場として把握しようとする点で大変に興味深い。

〈4〉 無収入患者を救済するための患者収入の再分配制度の確立は、九州療養所以外の自治会でも試みられていた。確認した限りでは、外島保養院と星塚敬愛園で同様の取り組みが行われていた記録がある（国立療養所邑久光明園編 1989、星塚敬愛園入園者自治会編 1985）。

〈5〉 患者が自治権を獲得するための闘いは、長島愛生園と大島療養所で激しさを極めた。この二園はともに孤島に位置する療養所である。長島愛生園での自治をめぐる闘いは「長島事件」（一九三六年）としてよく知られており、詳しい記録もいくつか残されている（長島愛生園入園者自治会編 1982、藤野 2001 など）。もういっぽうの大島療養所では、一台のラジオが引き金となって自治制度の確立へと至った。療養所にはたった一台だけ、香川県警察本部から寄贈されたラジオがあった。入所者にとってラジオは「夢の夢であり、あこがれの外の社会の声」（大島青松園入園者自治会編 1981：32）だった。孤島の療養所に住む患者にとってラジオは、一般社会とのつながりを感得することのできる、唯一の貴重な文化財だった。しかし、入所者がこのラジオを聴くことのできる機会はほとんど与えられていなかった。こうした状況に対して、ある入所者が「飾りものならブッ壊せ！」（大島青松園入園者自治会編 1981：32）とラジオをこっぱみじんに叩き壊した。療養所内は騒然となり、患者どうしで話し合いの場がもたれ、患者たちは幹部職員の退陣を要求した。熱気の冷めぬまま、これをきっかけとして待遇改善を要求する患者大会が開催され、自治制度の模索が始まった。一九三一年一月のことだった（大島青松園入園者自治会編 1981：31-58）。このときの患者大会から二ヵ月後に、自治会が誕生した。大島の患者にとってははじめての自治活動だったので、外島保養院の患者自治制度を手本として自治会運営の方針を立てた。執行委員制を取り入れたことなどから「危険思想の持ち主たちの集まりと、周囲からこわがられながらも」（オカノユキオ 1977：17）自治会の建設に取り組んだ。

この大島療養所では一台のラジオが、先述の長島愛生園では定員超過による不満と職員の不公正な摘発行為が引き金となって、騒擾が生じ、患者どうしの話し合いの場がもたれた。このさいに自治の要求が前面に押し出されたのは、他園の動きから示唆を得たものと推測できる。九州療養所での自治会の結成や、外島保養院の患者自治の伝統は、孤島の二園にも大きな影響を与えていた。

〈6〉 全患協結成までのいきさつについて、藤野編（1996）は、栗生楽泉園の重監房廃止をめぐる運動、および、この運動と共産党とのかかわりを指摘している。

あとがき

各地のハンセン病療養所入所者および退所者の方々に、心から感謝の意を表したい。かれらは私を、いつもあたたかく迎えてくれた。そして、試練のなかにあるとき、いかに笑えばいいのかを教えてくれた。極限状況のなかでかれらが培ってきたこの知恵と、それに裏打ちされた実践群は、孤立でも依存でもない人間の暮らし方のヒントを、わたしたちに示してくれているように思う。本書はこの知恵を、社会学的に解明する試みにほかならない。

この知恵と実践群に敬意を表すため、インタビューに応じてくださった方々のお名前をすべて記したいところであるが、残念ながらそれはできない。ただ、多磨全生園のSさんと、第3章の主人公であるハーモニカバンド「あおいとり楽団」の創設者の故近藤宏一さん、星塚敬愛園の元自治会長である故川邊哲哉さん、全国ハンセン病療養所入所者協議会会長を務めておられた故神美知宏さんに対する感謝の気持ちだけは、ここで述べさせていただきたい。

本書は、二〇一〇年に京都大学大学院文学研究科に提出した博士学位請求論文「国立ハンセン病療養所における集合的実践――政治的実践・文化的実践・生活実践を事例として」を大幅に改稿し、新稿も加えてまとめたものである。筆者のはじめての単著となる。

各章のベースとなる初出の論文は以下のようになっているが、どれも大幅な加筆修正を経ており、初出時の原形をとどめていない。

序　章

第1節のみ、次の拙稿に基づく。ほかはすべて書きおろし。

・「『生活者』としての経験の力――国立ハンセン病療養所における日常的実践とその記憶」桜井厚・山田富秋・藤井泰編『過去を忘れない――語り継ぐ経験の社会学』せりか書房、二〇〇八年。

第1章

書きおろし。

第2章

・「国立ハンセン病療養所における文化的実践の諸相――長島愛生園・楽団『あおいとり』を事例として」『京都社会学年報』一五号、京都大学大学院文学研究科社会学研究室、二〇〇七年。

・「留まる人々の『自由』――文化発信の拠点としてのハンセン病療養所」『Contact Zone』五号、京都大学人文科学研究所人文学国際研究センター、二〇一二年。

第3章

・「国立ハンセン病療養所における仲間集団の諸実践」『社会学評論』五九巻二号、二〇〇八年。

第4章

・「病者の生に宿るリズム――ハンセン病患者運動の『多面性』に分け入るために」天田城介・村上潔・山本崇記編『差異の繋争点――現代の差別を読み解く』ハーベスト社、二〇一二年。

終　章

第3節のみ、次の拙稿に基づく。ほかはすべて書きおろし。

・「脱施設化は真の解放を意味するのか」内藤直樹・山北輝裕編『社会的包摂／排除の人類学――開発・難民・福祉』昭和堂、二〇一四年。

本研究は、私を支え導いてくださった多くの方々のご協力によって行うことができた。この場を借りて感謝の気持ちをお伝えしたい。

鹿児島で生まれ大分で育ち、学部から修士課程までを福岡で過ごした私にとって、九州を離れて京都の大学の博士後期課程に進学することは、一大決心を要することだった。私は、病気がちで身体が弱いうえに、経済的にあまり恵まれた状況にはなく、研究活動を続けることを強く望みつつも、それを躊躇していた。修士課程のときにお世話になった九州大学の先生方と先輩方は、親身になって相談に乗ってくださり、逡巡する私の背中を押してくれた。

当時の私は低賃金のアルバイトでどうにか生計を立てていたが、学業との両立はきびしく、引っ越しのための費用さえ捻出することが難しい状況にあった。それでも、着のみ着のまま転がり込むように、私は京都に移住した。

松田素二先生は、私を京都大学大学院文学研究科社会学専修に受け入れ、本書のベースとなる博士論文の完成まで七年にわたってご指導くださった。松田先生はいまでも、私が苦境に追い込まれたときはいつも、救いの手を差し伸べてくださる。長年にわたって見守り続けてくださっている松田先生への感謝の気持ちは、とても言葉では言い表すことができない。

博士論文の主査は松田先生であり、副査として社会学専修の伊藤公雄先生と人文科学研究所の田中雅一先生にご指導いただいた。

京都大学大学院文学研究科に院生として所属していた方々とは、かけがえのない時間をともに過ごすことができた。

大学院を修了後、日本学術振興会特別研究員PDとして受け入れてくださった立命館大学大学院先端総合学術研究科の立岩真也先生と、立命館大学衣笠総合研究機構の専門研究員として受け入れてくださった同大学大学院社会学研究科の福間良明先生、客員研究員として受け入れてくださったカリフォルニア大学ロサンゼルス校のキース・カマチョ（Keith Camacho）先生には、不肖の研究員であったことをお詫びしたい。

伊奈正人先生、平野克弥先生からは、研究会での議論を通じて貴重なご意見をいただいた。

世界思想社の方々には、博士論文の提出直後以来、完成まで六年にわたってお世話になった。

写真資料と文献資料調査に関しては、各地の国立ハンセン病療養所および関連各所の職員と学芸員のみなさまにお世話になった。とくに、国立ハンセン病資料館の金貴粉さん、稲葉上道さんは、私の研究に理解を示してくださり、労を惜しむことなく、あらゆる便宜を図ってくださった。

また、本書の元になった拙稿の初出時にお世話になった編者や査読者の先生方、編集者のみなさまにも、謝意を表したい。もちろん、本書の内容に関する最終的な責任のすべては筆者自身にある。

なお本書は、科学研究費補助金の助成を受けた二つの研究課題「国立ハンセン病療養所における集合的実践――当事者運動とサークル活動を事例として」（研究種目・特別研究員奨励費、研究期間二〇〇九～二〇一一年度、研究代表者・有薗真代）、「隔離収容施設における集団的実践の動態に関する歴史社会学的研究」（研究種目・研究活動スタート支援、研究期間二〇一二～二〇一三年度、研究代表者・有薗真代）、および立命館大学研究推進プログラムの助成を受けた研究課題「戦後日本の社会保障と患者運動」（研究期間二〇一四年度、研究代表者・有薗真代）による研究成果の一部に当たる。また、トヨタ財団、松下幸之助記念財団、日本科学協会からも、研究助成をいただいた。ここに記して謝意を申し上げる。

最後に、友人たちと家族へ。私は、研究活動を断念せざるをえない状況に何度も追い込まれてきた。研究活動どころか、ただ生き続けることそのものさえ、諦めてしまいそうになることがあった。そんな私が本書を上梓するところまでたどり着くことができたのは、友人たちと家族が支え続けてくれたからにほかならない。心から感謝している。

二〇一七年一月

全国国立ハンゼン氏病療養所患者協議会，1953，『全患協ニュース』30（7月31日）.
全国国立ハンセン氏病療養所患者協議会，1965，『全患協ニュース』248（2月1日）.
全国ハンセン氏病患者協議会編，1977，『全患協運動史――ハンセン氏病患者のたたかいの記録』一光社.
全国ハンセン病療養所入所者協議会編，2001，『復権への日月――ハンセン病患者の闘いの記録』光陽出版社.

Inadvertent Convergence of Socialism and Neoliberalism in South Korea," *Critique of Anthropology*, 29(2): 139-159.
Strathern, Marilyn, ed., 2000, *Audit Cultures: Anthropological Studies in Accountability, Ethics and the Academy*, London: Routledge.
高杉晋吾, 1979,「府中療育センター闘争の切り拓いたもの」『季刊福祉労働』3: 44-55.
滝尾英二, 2001,『朝鮮ハンセン病史――日本植民地下の小鹿島』未來社.
多磨全生園入所者自治会, 1949,「全生園草創期を回顧して」『山桜』11: 20-24.
東北新生園入園者自治会, 1987,『忘れられた地の群像――東北新生園入園者自治会 40 年史』.
東京都患者同盟中央執行委員会編, 1996,『都患同盟――風雪 50 年の歩み』.
月田まさし（ほか 2 名読み取り不可能), 1953,『声明書』.
Willis, Paul E., 1977, *Learning to Labor: How Working Class Kids Get Working Class Jobs*, New York: Columbia University Press.（=1996, 熊沢誠・山田潤訳『ハマータウンの野郎ども――学校への反抗・労働への順応』ちくま学芸文庫.）
山田昭二, 1986,「生き抜いた証に」『記録』9 月号: 1-6, 記録社.
山本俊一, 1997,『増補　日本らい史』東京大学出版会.
山本須美子・加藤尚子, 2008,『ハンセン病療養所のエスノグラフィ――「隔離」のなかの結婚と子ども』医療文化社.
在日朝鮮人・韓国人ハンセン氏病患者同盟, 1975,『在日朝鮮人・韓国人ハンセン氏病患者同盟支部報』157.
全医労 50 年史編纂委員会編, 1998,『全医労 50 年のたたかい 1948〜1998』全日本国立医療労働組合.
全国ハンセン病盲人連合協議会, 1959,『全盲連ニュース』39（10 月 20 日).

Radford, R. A., 1945, "The Economic Organisation of a P. O. W. Camp," *Economica*, 11: 189-201.

らい予防法人権侵害謝罪・国家賠償請求訴訟原告団, 1999,『訴状「らい予防法人権侵害謝罪・国家賠償請求訴訟」』皓星社.

らい予防法改正促進委員会, 1952a,『全癩患協ニュース』21（9月30日）.

————, 1952b,『全癩患協ニュース』23（11月30日）.

————, 1952c,『全癩患協ニュース』24（12月30日）.

————, 1953a,『全癩患協ニュース』26（2月）.

————, 1953b,『事務局発第七八五号支部報』55.

らい予防法改正促進会・菊池支部, 1953,『園内ニュース』26（7月10日）.

らい予防法改正促進会・栗生支部, 1953,『「ライ予防法」改正運動の過程から』.

らい予防法改正促進会・多磨支部, 1953,『らい予防法改正促進ニュース』12（7月20日）.

坂田勝彦, 2009,『ハンセン病療養所入所者の日常的実践と共同性に関する社会学的考察——国立療養所「多磨全生園」の事例から』筑波大学博士学位論文.

————, 2012,『ハンセン病者の生活史——隔離経験を生きるということ』青弓社.

澤野雅樹, 1994,『癩者の生——文明開化の条件としての』青弓社.

Sennett, Richard, 1998, *The Corrosion of Character: The Personal Consequences of Work in the New Capitalism*, New York: W. W. Norton.（=1999, 斎藤秀正訳『それでも新資本主義についていくか——アメリカ型経営と個人の衝突』ダイヤモンド社.）

塩見洋介, 2004,「脱施設化の思想的系譜と日本での展開」『障害者問題研究』32(1): 13-21.

Song, Jesook, 2009, "Between Flexible Life and Flexible Labor: The

無らい県運動研究会編, 2014,『ハンセン病絶対隔離政策と日本社会——無らい県運動の研究』六花出版.
長島愛生園盲人会, 年数不明,「名古屋演奏会の感想」『点字愛生』号数不明.
長島愛生園入園者自治会編, 1982,『隔絶の里程——長島愛生園入園者五十年史』日本文教出版.
内務省衛生局編, 1923,『癩患者の告白』.
中村文哉, 2001,「内面世界に広がる社会関係——A. シュッツの社会関係論からみたハンセン病の意味世界」『山口県立大学社会福祉学部紀要』7: 83-102.
————, 2003,「社会的行為と相対化の問題について——モチーフとしてのハンセン病経験者の生と『知覚の現象学』の社会学的可能性」『立命館産業社会論集』39(1): 87-107.
————, 2005,「ハンセン病問題と意味の問題系」『保健医療社会学論集』16(2): 52-65.
成田稔, 2004,「わが国の癩（らい）対策における隔離の時代的変遷」『歴史評論』656: 2-19.
————, 2009,『日本の癩（らい）対策から何を学ぶか——新たなハンセン病対策に向けて』明石書店.
日本患者同盟四〇年史編集委員会編, 1991,『日本患者同盟四〇年の軌跡』法律文化社.
野村拓, 1987,『日本の医療と医療運動』労働旬報社.
小畑清剛, 2007,『近代日本とマイノリティの〈生-政治学〉——シュミット・フーコー・アガンベンを中心に読む』ナカニシヤ出版.
オカノユキオ, 1977,『全患協運動史』私家版.
小俣和一郎, 1998,『精神病院の起源』太田出版.
長宏, 1978,『患者運動』勁草書房.
大島青松園入園者自治会編, 1981,『閉ざされた島の昭和史——国立療養所大島青松園入園者自治会五十年史』.

of Poverty, Jackson: Basic Books.（＝2003，高山智博・染谷臣道・宮本勝訳『貧困の文化――メキシコの“五つの家族”』ちくま学芸文庫.）
Malabou, Catherine, 2004, *Que faire de notre cerveau ?*, Paris: Bayard.（＝2005，桑田光平・増田文一朗訳『わたしたちの脳をどうするか――ニューロサイエンスとグローバル資本主義』春秋社.）
松木信，1993，『生まれたのは何のために――ハンセン病者の手記』教文館.
松岡弘之，2005，「ハンセン病療養所における患者自治の模索――第三区府県立療養所外島保養院の場合」『部落問題研究』173: 2-21.
――――，2009，「戦前期ハンセン病療養所における作業制度と患者自治――一九三二年外島保養院作業改革について」『大阪の歴史』72: 59-81.
Melucci, Alberto, Keane, John and Mier, Paul, eds., 1989, *Nomads of Present: Social Movements and Individual Needs in Contemporary Society*, Philadelphia: Temple University Press.（＝1997，山之内靖・貴堂嘉之・宮崎かすみ訳『現在に生きる遊牧民――新しい公共空間の創出に向けて』岩波書店.）
光田健輔，1950，『回春病室――救ライ五十年の記録』朝日新聞社.
森修一・加藤三郎・横山秀夫・田中梅吉・兼田繁，2003-2004，「草津湯の沢ハンセン病自由療養地の研究」Ⅰ～Ⅳ，『日本ハンセン病学会雑誌』72 (1): 11-25，72 (1): 27-44，72 (3): 217-237，73(1): 47-63.
森修一・加藤三郎・横山秀夫・田中梅吉，2005，「草津湯の沢ハンセン病自由療養地の研究」『日本ハンセン病学会雑誌』74(2): 82-83.
森田進，2003，『詩とハンセン病』土曜美術社出版販売.

書房.
Kogon, Eugen, 1974, *Der SS-Staat*: *Das System der deutschen Konzentrationslager*, München：Kindler Verlag Gmbh.（＝2001，林功三訳『SS 国家——ドイツ強制収容所のシステム』ミネルヴァ書房.）
国立療養所菊池恵楓園患者自治会編，1976，『自治会 50 年史』.
国立療養所邑久光明園編，1989，『創立 80 周年記念誌』.
近藤宏一，1979，『ハーモニカの歌——楽団あおいとりと共に』私家版.
————，2010，『闇を光に——ハンセン病を生きて』みすず書房.
好善社，1978，『ある群像——好善社 100 年の歩み』日本基督教団出版局.
黒坂愛衣，2015，『ハンセン病家族たちの物語』世織書房.
桑畑洋一郎，2006，「ハンセン病者の〈生活をつくる実践〉——戦後復興期の沖縄愛楽園を事例として」『保健医療社会学論集』16(2)：66-78.
————，2010，「ハンセン病者のパッシングに関する一考察——沖縄の療養所退所者を事例として」『宮崎学園短期大学紀要』3：123-137.
————，2011a，「ハンセン病療養所退所者の医療利用実践——沖縄の療養所退所者を事例として」『保健医療社会学論集』21(2)：91-103.
————，2011b，「ハンセン病者の連帯と対立の複層性に関する一考察——沖縄の療養所退所者を事例として」『宮崎学園短期大学紀要』4：75-90.
————，2013，『ハンセン病者の生活実践に関する研究』風間書房.
Levi, Primo, 1986, *I sommersi e i salvati*, Torino：Giulio Einaudi.（＝2000，竹山博英訳『溺れるものと救われるもの』朝日新聞社.）
Lewis, Oscar, 1959, *Five Families: Mexican Case Studies in the Culture*

Harvard University Press.（＝2003，水嶋一憲・酒井隆史・浜邦彦・吉田俊実訳『〈帝国〉——グローバル化の世界秩序とマルチチュードの可能性』以文社.）
Henssler, Ortwin, 1954, *Formen des Asylrechts und ihre Verbreitung bei den Germanen*, Frankfurt am Main: Klostermann.（＝2010，舟木徹男訳『アジール——その歴史と諸形態』国書刊行会.）
平井雄一郎，2004，「私立癩療養所「慰廃園」考」『歴史評論』656: 44-56.
廣川和花，2005，「ハンセン病者の療養形態に関する考察——群馬県吾妻郡草津町湯之沢部落の事例から」『部落問題研究』173: 22-43.
————，2011，『近代日本のハンセン病問題と地域社会』大阪大学出版会.
北条民雄，1951，『いのちの初夜』創元社.
本多康生，2005，「支援ボランティアの生活世界——ハンセン病問題の支援をめぐって」『ソシオロゴス』29: 72-89.
————，2006，「ハンセン病療養所における看護ケア——生活者のまなざしを巡って」『年報社会学論集』19: 153-164.
星塚敬愛園入園者自治会編，1985，『名もなき星たちよ——今は亡き病友らに捧げる　星塚敬愛園入園者五十年史』.
事務部長研究委員会，1965，「らい対策の大綱について」事務部長研究委員会第二十二回研究会資料.
神谷美恵子，1959，「愛生園における精神障害者について」『レプラ』28.
————，1979，「序にかえて」近藤宏一『ハーモニカの歌——楽団あおいとりと共に』私家版.
————，1980a，『生きがいについて』〈神谷美恵子著作集１〉みすず書房.
————，1980b，『人間をみつめて』〈神谷美恵子著作集２〉みすず

――――, 2013b,「山の奥の奥まで入所勧奨は追いかけてきた――ハンセン病療養所『星塚敬愛園』聞き取り」『日本アジア研究――埼玉大学大学院文化科学研究科博士後期課程紀要』10: 191-209.

――――, 2013c,「わたしが亡くなると同時に，わたしの家は潰れる――ハンセン病療養所『星塚敬愛園』聞き取り」『日本アジア研究――埼玉大学大学院文化科学研究科博士後期課程紀要』10: 211-230.

――――, 2013d,「中国の回復者村の支援活動に打ち込んで――ハンセン病療養所『星塚敬愛園』聞き取り」『日本アジア研究――埼玉大学大学院文化科学研究科博士後期課程紀要』10: 231-260.

――――, 2014a,「出征中の中国大陸で発症して――ハンセン病療養所『星塚敬愛園』聞き取り」『日本アジア研究――埼玉大学大学院文化科学研究科博士後期課程紀要』11: 221-248.

――――, 2014b,「最後の徴兵で沖縄戦に駆り出されて――ハンセン病療養所『星塚敬愛園』聞き取り」『日本アジア研究――埼玉大学大学院文化科学研究科博士後期課程紀要』11: 249-275.

――――, 2014c,「退所者どうしで結婚したけれど……――ハンセン病療養所退所者女性からの聞き取り」『日本アジア研究――埼玉大学大学院文化科学研究科博士後期課程紀要』11: 277-293.

Goffman, Erving, 1961, *Asylums: Essays on the Social Situation of Mental Patients and Other Inmates*, New York: Doubleday Anchor.（＝1984, 石黒毅訳『アサイラム――施設被収容者の日常世界』誠信書房.）

後藤悦子, 1996,「法的差別の撤廃に向けて」藤野豊編『歴史のなかの「癩者」』ゆみる出版, 225-258.

Hardt, Michael and Negri, Antonio, 2000, *Empire*, Cambridge:

Polity Press.（＝2006，森田典正訳『近代とホロコースト』大月書店.）

Bourdieu, Pierre, et al., 1993, *La Misère du monde*, Paris：Editions du Seuil.（＝1999, translated by Parkhurst Ferguson, Priscilla, et al., "The Misery of the World," *The Weight of the World: Social Suffering in Contemporary Society*, Cambridge：Polity.）

Bruner, Edward M., 1986, "Experience and Its Expressions," Turner, Victor W. and Bruner, Edward M., eds., *The Anthropology of Experience*, Urbana：University of Illinois Press, 3-30.

崔南龍編，2007，『孤島――在日韓国・朝鮮人ハンセン病療養者生活記録』解放出版社.

Foucault, Michel, 1975, *Surveiller et punir: Naissance de la prison*, Paris：Gallimard.（＝1977，田村俶訳『監獄の誕生――監視と処罰』新潮社.）

Frankl, Viktor E., 1946, *Ein Psychologe erlebt das Konzentrationslager*, Wien：Verlag Jugend & Volk.（＝1961，霜山徳爾訳『夜と霧――ドイツ強制収容所の体験記録』〈フランクル著作集 1〉みすず書房.）

藤野豊，1993，『日本ファシズムと医療――ハンセン病をめぐる実証的研究』岩波書店.

――――，2001，『「いのち」の近代史――「民族浄化」の名のもとに迫害されたハンセン病患者』かもがわ出版.

――――，2006，『ハンセン病と戦後民主主義――なぜ隔離は強化されたのか』岩波書店.

――――編，1996，『歴史のなかの「癩者」』ゆみる出版.

福岡安則・黒坂愛衣，2013a，「原告番号１番になって裁判を闘った――ハンセン病療養所『星塚敬愛園』聞き取り」『日本アジア研究――埼玉大学大学院文化科学研究科博士後期課程紀要』10：173-190.

文　献

Agamben, Giorgio, 1996, *Mezzi senza fine: Note sulla politica*, Torino: Bollati Boringhieri.（=2000，高桑和巳訳『人権の彼方に――政治哲学ノート』以文社.）

――――, 1995, *Homo Sacer: il potere sovrano e la nuda vita*, Torino: Giulio Einaudi.（=2003，高桑和巳訳『ホモ・サケル――主権権力と剝き出しの生』以文社.）

天田城介，2013，「戦時福祉国家化のもとでのハンセン病政策――乞食労働・都市雑業労働の編成」天田城介・角崎洋平・櫻井悟史編『体制の歴史――時代の線を引きなおす』洛北出版，19-52.

網野善彦，1996，『無縁・公界・楽――日本中世の自由と平和』平凡社ライブラリー.

青山陽子，2014，『病いの共同体――ハンセン病療養所における患者文化の生成と変容』新曜社.

荒井裕樹，2011，『隔離の文学――ハンセン病療養所の自己表現史』書肆アルス.

蘭由岐子，2004，『「病いの経験」を聞き取る――ハンセン病者のライフヒストリー』皓星社.

Aristotle, *Metaphysica*.（=1959，1961，出隆訳『形而上学』上・下，岩波書店.）

安積純子・岡原正幸・尾中文哉・立岩真也，1990，『生の技法――家と施設を出て暮らす障害者の社会学』藤原書店.

Bauman, Zygmunt, 1989, *Modernity and the Holocaust*, Cambridge:

写真出所一覧

P. 11　『国立ハンセン病資料館　常設展示図録 2012』p.23
P. 15　『国立ハンセン病資料館　常設展示図録 2012』p.26
P. 27　『国立ハンセン病資料館　常設展示図録 2012』背表紙（田中栄撮影）
P. 46　『「この人たちに光を」展図録』（趙根在撮影）
P. 49　『「この人たちに光を」展図録』p.15（趙根在撮影）
P. 76　『「この人たちに光を」展図録』p.54（趙根在撮影）
P. 79　『「この人たちに光を」展図録』p.55（趙根在撮影）
P. 85　『「この人たちに光を」展図録』p.40（趙根在撮影）
P. 89　『国立ハンセン病資料館　常設展示図録 2012』p.32
P. 111　入所者提供
P. 119　『「たたかいつづけたから，今がある――全療協 60 年のあゆみ」展図録』p.22
P. 134　『「たたかいつづけたから，今がある――全療協 60 年のあゆみ」展図録』p.13
P. 136　『「たたかいつづけたから，今がある――全療協 60 年のあゆみ」展図録』p.14
P. 147　『国立ハンセン病資料館　常設展示図録 2012』p.90

な　行

は　行

ま　行

や　行

ら　行

索　引

著者プロフィール

有薗真代（ありぞの　まさよ）

1977年生まれ。大分県中津市出身。

京都大学大学院文学研究科（社会学専修）博士後期課程修了。博士（文学）。

立命館大学専門研究員，カリフォルニア大学ロサンゼルス校客員研究員，京都大学大学院文学研究科非常勤講師などを経て，2019年より龍谷大学社会学部専任講師。

著書に，『過去を忘れない――語り継ぐ経験の社会学』（共著：桜井厚・山田富秋・藤井泰編，せりか書房，2008年），『差異の繋争点――現代の差別を読み解く』（共著：天田城介・村上潔・山本崇記編，ハーベスト社，2012年），『社会的包摂／排除の人類学――開発・難民・福祉』（共著：内藤直樹・山北輝裕編，昭和堂，2014年），『新修福岡市史　民俗編2：ひとと人々』（共著：福岡市博物館市史編さん室編，2015年）など。

論文に，「物語を生きるということ――『性同一性障害』者の生活史から」（『ソシオロジ』49巻1号，2004年），「国立ハンセン病療養所における仲間集団の諸実践」（『社会学評論』59巻2号，2008年），「施設で生きるということ――施設生活者の戦後史からみえるもの」（『世界』887号，2016年），「この島の土になる――解毒剤としての質的調査」（『現代思想』45巻21号，2017年），「傷とアジール」（『臨床心理学』20巻1号，2020年），「病者のユートピア」（『現代思想』48巻7号，2020年）など。

ハンセン病療養所を生きる――隔離壁を砦に

2017年 5月10日　第1刷発行　　定価はカバーに
2021年11月20日　第3刷発行　　表示しています

著者　有薗真代

発行者　上原寿明

世界思想社

京都市左京区岩倉南桑原町 56　〒606-0031
電話 075(721)6500
振替 01000-6-2908
http://sekaishisosha.jp/

(印刷・製本 太洋社)
落丁・乱丁本はお取替えいたします。

ISBN978-4-7907-1699-0